suhrkamp taschenbuch 4028

W0054408

www.werner-bartens.de

Beuge vor, und du lebst länger, versprechen uns Gesundheitspolitiker und Ärzte. Prävention wird zum Grundpfeiler des Gesundheitswesens, das zuständige Ministerium verordnet uns 3000 Schritte täglich zur Volksfitness, und Untersuchungen zur Früherkennung von Krebs gelten ohnehin mittlerweile als Bürgerpflicht. Wer da noch krank wird, ist selbst schuld. Doch ist Prävention so wirkungsvoll wie behauptet? Verlängert Früherkennung wirklich das Leben? Oder nur die seelischen Leiden? Anhand von Themen wie Krebsvorsorge, Sport, Wellness, gesunder Ernährung, Gewichtsabnahme, Impfungen offenbart Werner Bartens die Risiken und Nebenwirkungen eines Heilsversprechens und zeigt, wie flächendeckend Gesunde krank geredet werden.

Dr. med. Werner Bartens, geboren 1966, arbeitet als Wissenschaftsredakteur bei der *Süddeutschen Zeitung*. Zuletzt erschien von ihm *Das Ärztehasserbuch*.

Werner Bartens

Vorsicht Vorsorge!

Wenn Prävention nutzlos
oder gefährlich wird

Suhrkamp

medizinHuman
herausgegeben von Dr. Bernd Hontschik
Band 7

suhrkamp taschenbuch 4028
Erste Auflage 2008
© Suhrkamp Verlag Frankfurt am Main 2008
Suhrkamp Taschenbuch Verlag
Druck: CPI – Ebner & Spiegel, Ulm
Printed in Germany
Umschlag: Göllner, Michels, Zegarzewski
ISBN 978-3-518-46028-3

1 2 3 4 5 6 – 13 12 11 10 09 08

Inhalt

Vorwort

Leben Menschen mit Idealgewicht gesünder und länger als jene, die etwas mehr auf den Rippen haben? Sind Vitaminzusätze – ob als Pillen oder Brausetabletten – nützlich? Rettet die Krebsfrüherkennung Leben und verhindert Beschwerden? Für viele Leser gehört hinter diese Sätze vermutlich kein Fragezeichen. Sie sind davon überzeugt, dass Vorsorge diversen Gebrechen vorbeugt und deshalb das Leben verlängert. Doch mittlerweile gibt es zahlreiche wissenschaftliche Belege dafür, dass Menschen mit leichtem Übergewicht seltener krank werden und länger leben als jene mit »Idealgewicht«. Zum Leidwesen derer, die sich täglich Pülverchen auflösen hat sich auch gezeigt, dass Vitaminzusätze mehr schaden als nützen. Und leider verlängert die Krebsfrüherkennung in manchen Fällen nicht das Leben, sondern nur das Leiden.

Ich bin nicht gegen Vorsorge. Ich bin allerdings gegen mangelnde Offenheit. Die möglichen Vorteile und Nachteile einer Vorsorgeuntersuchung oder eines angeblich vorsorgenden Verhaltens müssen von Ärzten und anderen Anbietern deutlich gemacht werden, statt die Vorsorge unkritisch zu propagieren oder gar mit Übertreibungen anzupreisen. Auf der Basis von internationalen Empfehlungen und Artikeln in hochrangigen Fachblättern lässt sich mittlerweile nämlich recht genau abschätzen, wie viele Tumore etwa bei der Krebsfrüherkennung übersehen werden oder wie oft es zu einem Fehlalarm kommt, der die Menschen verunsichert und ängstigt. Nur wenn realistisch die Chancen und Risiken dargestellt werden, können Patienten und solche, die es nicht werden wollen, erfahren, was sie von der Vorsorge erwarten können.

Es geht in diesem Buch daher nicht darum, die Vorsorge zu verteufeln. Es geht um Aufklärung und darum zu zeigen, was Vorsorge ist und kann – und was nicht.

Der präventive Blick
Der Einzelfall und die Statistik

»Es war die schlimmste Zeit, die ich bisher erlebt habe.« Das sagt die 48-jährige Lehrerin über die quälenden Monate, in denen sie unsicher war, ob sie an Brustkrebs leiden würde. In der Mammographie, die ihr von ihrem Frauenarzt empfohlen wurde, obwohl sie keinerlei Beschwerden hatte, war eine unklare Verdichtung aufgefallen. Mehrere weitere Untersuchungen mittels Ultraschall, erneuter Mammographie, Kernspin und schließlich sogar eine Gewebeentnahme waren nötig, bis sich der Fleck schließlich als harmlos herausstellte.

Eine andere Patientin hatte weniger Glück. »Alle zwei Jahre bin ich zur Mammographie gegangen und habe trotzdem Brustkrebs bekommen«, sagt die 57-Jährige, die sich jetzt in einer Selbsthilfegruppe engagiert. Sie ist wütend auf die Ärzte und fest davon überzeugt, dass ihr Gynäkologe den Tumor übersehen hat und sie noch gesund sein könnte, wenn er nicht so geschlampt hätte. Sie weiß zwar, dass auch bei regelmäßiger Früherkennung immer wieder mancher Krebs übersehen wird. »Mein Tumor ist aber so ausgedehnt, das hätte man bemerken müssen«, sagt sie.

Die Erfahrungen mit Vorsorge und Früherkennung sind unterschiedlich. Viele Menschen haben einen guten Bekannten oder Familienangehörigen, dessen Leben gerettet wurde, weil der Arzt frühzeitig eine Krankheit entdeckt hat. Oder sie haben diese Erfahrung selbst gemacht. Im Frühstadium konnte die Krankheit gut behandelt oder gar geheilt werden, später hätte sie womöglich zu erheblichen Beschwerden und vielleicht sogar zu einem raschen Tod geführt. Wer so etwas erlebt oder aus nächster Nähe mitbekommen hat, ist dankbar und denkt wahrscheinlich nur positiv über regelmäßige ärztliche Kontrollen, Vorsorgetests, Krebsfrüherkennung und bevölkerungsweite Reihenuntersuchungen. Die persönliche Erfahrung wiegt in der Wahrnehmung des Einzelnen stärker als jede medizinische Studie oder Statistik, und sei sie noch so fundiert. Diese Erfahrung, die oft mit Ängsten und Sorgen verbunden ist, die dann im besten Fall von Erleichterung und Freude über den glücklichen Ausgang abgelöst werden, soll nicht geschmälert werden. Es gibt wenige Erlebnisse, die so einschneidend sind wie das Gefühl, dem Tod entronnen zu sein.

Gerade wer sich um sein Wohlergehen und das seiner Liebsten sorgt, sollte aber auch sicher sein können, dass die ärztlichen Empfehlungen, die er zu befolgen gedenkt, mehr nutzen als schaden. Leider trifft das für etliche Ratschläge zur Vorsorge nicht zu. Nicht nur Patienten, auch viele Ärzte erliegen der simplen Vorsorgerhetorik mit dem typischen Dreischritt: Früher erkannt, schneller behandelt, länger leben. Diese Logik bewahrheitet sich jedoch häufig leider nicht.

Wären Vorsorge und Krebsfrüherkennung uneingeschränkt sinnvoll, nützlich und ohne jeden Schaden für die Menschen, müsste man nicht darüber diskutieren, und dieses Buch wäre überflüssig. Ich wäre der erste, der sie empfehlen und dafür eintreten würde, sie jedem Menschen sofort zugänglich zu machen. Bedauerlicherweise gibt es diese medizinische Zauberformel aber nicht. Wahrscheinlich wird es sie auch nie geben, auch wenn die Diagnosemethoden immer weiter verfeinert werden.

Vorsorge und Krebsfrüherkennung zu hinterfragen verunsichert viele Menschen. Verunsicherung ist kein schönes Gefühl. Angenehmer wäre die beruhigende Gewissheit, dass sich mit diesem oder jenem Test eine gefährliche Krankheit mit hundertprozentiger Sicherheit entdecken oder eben ausschließen lässt und dass sie im Falle eines früheren Befunds auch so behandelt werden kann, dass das Leiden verringert und das Leben verlängert wird. Solche Tests gibt es nicht. Patienten sollten deshalb von ihrem Arzt verlangen können, dass er ihnen die Vor- und Nachteile einer als Vorsorge bezeichneten Untersuchung sachkundig, transparent und verständlich erläutert. Das wäre medizinische Aufklärung im besten Sinne.

Dazu muss man sich als Arzt fortbilden und einschlägige Studien und Statistiken kennen. Sich nur auf seine Erfahrung zu berufen, reicht nicht aus – so beeindruckend mancher Einzelfall auch sein mag. Die Erfahrung des Arztes ist nur dann wertvoll für seine Patienten, wenn sie auf dem besten verfügbaren Wissen aufbaut. Wird Ärzten dies entgegnet, fühlen sie sich schnell beleidigt. Wer allein auf die eigene ärztliche Erfahrung pocht, ohne den abgesicherten Stand der Wissenschaft zu kennen, beleidigt jedoch mit seiner Ignoranz und Arroganz die Patienten wie auch die ganze Medizin. Ein Architekt sollte auch nicht Bauten planen, ohne den Grundriss zu kennen oder die Statik zu berücksichtigen. Vorsorge, von der nicht bewiesen ist, dass sie den Menschen etwas nutzt, verkommt zu bloßem Überaktivismus.

Natürlich hat jeder Patient auch ein Recht auf Nichtwissen. Wer eine Vorsorgeuntersuchung wahrnehmen will, weil er einen Angehörigen durch Krebs verloren hat, der erst spät entdeckt wurde, oder weil durch Früherkennung ein Leiden abgewendet wurde, dem muss der Arzt nicht haarklein alle Chancen und Risiken des Tests erläutern. Er sollte es aber können, wenn es gewünscht wird.

Jeder Patient hat schließlich auch ein Recht auf Wissen. Er darf und sollte wissen, was er von einer Untersuchung oder einem anderen Vorsorgeverfahren erwarten kann. Realistische

Einschätzungen mögen zunächst verunsichern, langfristig beruhigen sie aber und geben Sicherheit. Wer hingegen falsche
Sicherheiten vermittelt, hintergeht seine Patienten.

Vorsorge und vorverlegte Sorgen

Auf Gesundheit will niemand freiwillig verzichten. Sie wird als
Trinkspruch, zum Geburtstag und sogar beim kleinsten Niesen
gewünscht. Für den, der sie nicht hat, ist sie ein ebenso erstre-
bens- wie beneidenswerter Zustand. Eine der schönsten Be-
schreibungen von Gesundheit ist »das Leben im Schweigen der
Organe«. Sie stammt von dem französischen Chirurgen René
Leriche. Gesundheit ist allerdings flüchtig, es gibt sie nur in einer Art Selbstvergessenheit. In dem Moment, in dem man sich
immer wieder fragt und ständig argwöhnisch in sich horcht, ob
man überhaupt gesund ist, verschwindet die Unbeschwertheit
und macht einem nagenden Unbehagen Platz.

Ihr unstetes, fragiles Wesen hat die Gesundheit mit dem
Glück und der Liebe gemeinsam. Wer sich immer wieder fragt,
ob er tatsächlich glücklich, verliebt – oder eben gesund – ist,
der ist es eigentlich schon nicht mehr. Dann ist das Glück dahin und die Liebe wird von Zweifeln begleitet. Und das selbst-
vergessene, beschwerdefreie Wohlbefinden ist einem seltsamen
Zwischenzustand gewichen: Man fühlt sich allenfalls nur noch
gesund auf Probe.

Immer mehr Menschen berauben sich durch vermeintliche
Vorsorge ihrer Gesundheit – obwohl sie eigentlich gesund sind
und keinerlei Schmerzen oder andere Beschwerden spüren. Sie
unterliegen dem vielleicht naheliegenden, aber eben irrigen
Glauben, etwas für ihre Gesundheit tun zu können, wenn sie
früher daran zweifeln. Sie wollen an ihrer Gesundheit arbeiten,

so als ob Gesundheit herstellbar und dauerhaft abzusichern wäre, wenn man nur genügend Faktoren berücksichtigt und seine Lebensplanung darauf abrichtet. Gesundheit ist dann nicht mehr ein beglückender Zustand der Selbstvergessenheit, sondern wird zu einem Ziel, das hart erkämpft werden muss. Statt sie passiv und unbewusst zu genießen, wird Gesundheit zu einem Projekt, das ohne aktive Planerfüllung nicht erfolgreich bewältigt werden kann.

Medizin und Ärzteschaft genießen einen enormen Vertrauensvorschuss. Seit Jahrzehnten haben die Ärzte das mit Abstand höchste Sozialprestige unter allen Berufen. Die Ausweitung der Medizin im Allgemeinen und der Vorsorgemedizin im Besonderen hat jedoch wesentlich dazu beigetragen, dass sich immer weniger Menschen gesund fühlen. Leider hat das zynische Motto mancher Mediziner »Es gibt keine Gesunden, nur Menschen, die nicht ausreichend untersucht worden sind« inzwischen eine beängstigende Allgemeingültigkeit erlangt. Unter den Schlagworten Prävention und Risikoverminderung werden immer häufiger Gesunde krank geredet und manchmal sogar krank gemacht. Vordergründig heißen die dabei angewandten Methoden Screening und Risikofaktorenanalyse, Früherkennungstest und Prävention oder Vorsorgeprogramm. Die eigentlichen Mittel der Befindlichkeitsindustrie sind jedoch Appelle an das schlechte Gewissen und die Drohung mit dem erhobenen Zeigefinger.

Mit permanenten Aufrufen zu Selbstmotivation, Selbstdisziplin und Selbstkontrolle sollen Gesunde noch gesünder werden. Dabei stehen nicht nur Blutfettspiegel oder Hüftspeck im Mittelpunkt der Bemühungen, sondern auch die vermeintlich mündigen Bürger. Wird das Ziel optimaler Prävention nicht erreicht – und wann wird es das schon? –, werden Schuldige gesucht. Die Schuldzuweisung folgt in diesen Fällen einem einfachen Muster. Die Kranken sind dann Opfer ihrer selbst. »Jeder ist seines Glückes Schmied« gilt längst auch in Gesundheitsfragen: Jeder ist für seine Gesundheit selbst verantwortlich. Die einfache Präventionslogik geht so: Wer dafür (vor)sorgen kann, dass er gesund bleibt, ist eben auch selbst daran schuld, wenn er krank wird.

Im Folgenden möchte ich zeigen, dass auch gut gemeinte Vorsorge fragwürdige Ergebnisse liefern oder den Menschen schaden kann. Manchmal bedeutet Vorsorge nämlich nur, dass die Sorgen vorverlegt werden. Neben der konkreten Bewertung und Darstellung mancher Methoden, Untersuchungen, Interventionen und Tests geht es auch darum, welche Ideologien und Strategien hinter den permanenten Vorsorgeappellen stehen.

Der ständige Aufruf, sich mehr um seinen Körper zu kümmern, beeinflusst bereits jetzt den Alltag und die Wahrnehmung der eigenen Lebensführung. Unter dem Diktat der Vorsorge ist es nicht leicht, sich die Lust am Essen oder am zweckfreien Müßiggang zu bewahren. Eine Befindlichkeitsindustrie, bestehend aus Ärzten, Pharmafirmen und Werbeagenturen, erklärt seit Jahren schon geringste Abweichungen des körperlichen, psychischen und sozialen Erlebens zu einer ebenso therapie- wie kontrollbedürftigen Krankheit. So wird eine Zellveränderung, die nie Beschwerden verursacht hätte, zum Krebsverdacht, normale Trauer zur Depression und die Frau in den Wechseljahren zum Hormonmangelwesen.

Es geht in diesem Buch nicht darum, alle Vorsorgebemühungen in Bausch und Bogen zu verdammen. Es gibt durchaus gute Vorsorge! Nicht zu rauchen ist eine der besonders lohnenden Möglichkeiten der Vorsorge. Viele Impfungen sind sinnvoll, regelmäßiges Zähneputzen auch. Wer sich gerne bewegt, tut sich zumeist etwas Gutes. Die als U1 bis U9 bezeichneten Untersuchungen im Vorschulalter sind hilfreich, um Entwicklungsstörungen zu entdecken oder andere Probleme frühzeitig zu erkennen. Allerdings werden die Vorteile einzelner Vorsorgemaßnahmen häufig – auch von Ärzten, medizinischen Fachgesellschaften oder Gesundheitsbehörden – übertrieben positiv oder auf andere Weise verzerrt dargestellt. Der Wunsch, die Menschen zu mehr und regelmäßiger Vorsorge zu animieren, und der Glaube, dass die entsprechenden Interventionen ausnahmslos nützlich seien, führen häufig dazu, dass auch Ärzte wissenschaftlich belegte Mängel einer Vorsorgemethode ausblenden.

Menschen sollten sich aber nur dann zur Vorsorge bereit erklären, wenn sie auch einen tatsächlichen Nutzen davon erwarten können. Dieser Nutzen sollte für sie relevant sein und nicht nur in der Veränderung eines Laborwertes oder eines Röntgenbildes bestehen, die sich aber nicht auf das Befinden oder die Lebenserwartung auswirkt. Relevant heißt vor allem: länger leben oder besser – das heißt längere Zeit ohne Beschwerden – leben. Zudem sollten die Menschen klar und verständlich über mögliche Vor- und Nachteile der Vorsorge sowie über die Grenzen des Verfahrens aufgeklärt werden. Leider ist das längst nicht selbstverständlich.

Es geht nicht darum, Menschen die Vorsorge auszureden. Wer transparent über die Vor- und Nachteile einer Vorsorgeuntersuchung informiert wird, kann selbst bestimmen, ob er sich für oder dagegen entscheidet. Diese Entscheidung wird sicher maßgeblich von eigenen Erfahrungen und der gegenwärtigen Sorge vor einer Erkrankung abhängen. Unkritisch alle Menschen zur regelmäßigen Vorsorge zu drängen und ihnen obendrein ein schlechtes Gewissen zu machen, ist hingegen keine gute Vorsorge. Im Gegenteil. Dadurch werden die Menschen nicht gesünder, sondern kränker.

Man jagt sich Tag für Tag durch den Park, um gesund zu bleiben, und stürzt schließlich mit dem Flugzeug ab. Der Philosoph und Soziologe Niklas Luhmann hat in seiner »Soziologie des Risikos« die Tücken eines präventiven Lebensstils auf den Punkt gebracht. Doch Ausdauertraining entlastet nicht nur das Gewissen. Es kann wirkliche Vorsorge für Herz und Kreislauf bedeuten, denn richtig betrieben senkt es die Wahrscheinlichkeit für Infarkt, Schlaganfall und andere Leiden – Flugzeugabstürze hin oder her.

In anderen Fällen von gut gemeintem Gesundheitsverhalten ist das Wort Vorsorge hingegen irreführend. Beispiel Krebs: Bei vielen Untersuchungen zur Früherkennung ist keine Vorsorge mehr möglich. Es geht einzig darum, festzustellen, ob bereits Krebsgewebe vorhanden ist. Vorsorge suggeriert aber fälschlicherweise, dass der Tumor noch verhindert oder seine Entstehung hinausgezögert werden kann.

Die Unterscheidung zwischen Früherkennung und Vorsorge ist wichtig. Ein Passus im Gesetzentwurf zur geplanten Gesundheitsreform sah beispielsweise vor, dass Patienten für die Therapie mehr zuzahlen sollen, wenn sie Früherkennungstests versäumt haben. Als Beispiel wurden Krebspatienten genannt. Dieser Passus hätte nicht nur eine finanzielle Bestrafung für viele Schwerkranke bedeutet, er beinhaltete auch eine kaum verhüllte Schuldzuweisung.

Was Kranke nicht brauchen, sind Schuldzuweisungen von außen. Wer krank ist, braucht Therapie, Trost und Zuwendung. Wer chronisch krank ist, umso mehr. Ist jemand dauerhaft von einem Leiden betroffen, sucht er ohnehin nach Erklärungen. Oft durchforsten Kranke die eigene Biographie nach möglichen Auslösern ihres Leidens, kurz: nach dem falsch gelebten Leben. Zum Leid kommen die Selbstvorwürfe.

Nach der Vorsorgelogik resultiert Krankheit aus mangelnden Investitionen in die eigene Gesundheit. Das ist falsch. Zwar gibt es Gewohnheiten wie etwa das Rauchen, die bestimmte Erkrankungen wahrscheinlicher machen. Doch die meisten Krankheiten sind Schicksalsschläge. Krebs ist ungerecht; ein Tumor kann jeden treffen. Für die Mehrzahl der anderen Erkrankungen gilt das ebenfalls. Kranke sind nur selten Opfer ihrer selbst oder ihres Lebensstils. »Victim blaming«, die Beschuldigung der Kranken, ist der Fachbegriff für das, was Ärzte und Angehörige vermeiden sollten, wenn sie mit Schwerkranken zu tun haben.

Mehr zahlen bei verpasster Vorsorge, wie es der geplante Passus zur Gesundheitsreform vorsah, verletzt jedoch nicht nur den Status und die Eigen- und Fremdwahrnehmung der Kranken. Auch inhaltlich ist das Konzept falsch. Denn die Krebsmedizin hat ein Problem, das sich kaum je lösen lässt: Auch mit den feinsten Labortests und den schärfsten Röntgen- oder Kernspinaufnahmen kann Krebs erst ab einer gewissen Größe entdeckt werden. Vorher entzieht sich das Tumorgewebe allen Bemühungen der Ärzte, es aufzuspüren. Es ist daher absurd, Krebskranke mit höheren Kosten zu bestrafen, wenn sie bestimmte Untersuchungen nicht lückenlos nachweisen können. Oft wird zur Rechtfertigung dieses Vorgehens das Bonusheft beim Zahnarzt als Vergleich angeführt. Doch diese Gegenüberstellung hinkt: Beim Zahnarzt können tatsächlich größere Schäden durch Vorsorge vermieden oder zumindest hinausgezögert werden. Bei Krebs sieht das anders aus. Solange die Ursachen vieler Krebsarten noch nicht einmal im Ansatz bekannt sind, kann auch in vielen Fällen keine wirksame Vorsorge mehr betrieben werden.

Ist der Krebs einmal entdeckt, lässt sich sein Verlauf häufig leider nicht mehr zum Nutzen der Patienten beeinflussen. Dass eine frühere Diagnose die Prognose verbessert, stimmt längst nicht immer. Von Männern, die sich Früherkennungstests auf Prostatakrebs unterzogen haben, weiß man etwa, dass sie nicht länger und nicht besser leben als Männer, die die Tests ignoriert haben. Zudem sind die Tests so ungenau, dass sie lästige und riskante Untersuchungen wie Gewebeentnahmen nach sich ziehen. Ärzte sprechen von Überdiagnosen: Zwischen 30 und 70 Prozent der Fälle von Prostatakrebs hätten nie Beschwerden verursacht, wären nie bemerkt worden. Trotzdem wurden diese Männer untersucht und viele von ihnen sogar operiert.

Die regelmäßige Mammographie bietet Frauen zwischen 50 und 70 Jahren marginale Vorteile, doch auch das hat seinen Preis. Lassen sich 1000 Frauen untersuchen, wird bei sechs von ihnen Brustkrebs entdeckt, bei dreien übersehen. Letztere wiegen sich folglich in falscher Sicherheit. 50 bis 100 von den 1000 Frauen werden jedoch durch einen unklaren Mammographiebefund verunsichert, der sich erst viele Untersuchungen später als Fehlalarm herausstellt. In jüngeren Jahren, das heißt unter 50, fällt die Schaden-Nutzen-Bilanz noch negativer aus.

Ein Früherkennungsbonus macht aus einst Gesunden potenziell Kranke: Denn den Menschen, die zum Test gehen sollen, fehlte bisher ja nichts. Früherkennung ist schließlich definitionsgemäß eine Untersuchung von Menschen, die keine Beschwerden haben und bei denen auch nichts auf ein besonderes Risiko hindeutet, an einem Tumor zu erkranken. In der Folge werden sie teilweise invasiven Untersuchungen ausgesetzt. Schlimmer ist jedoch die Verunsicherung und Ungewissheit nach unklaren Befunden, die weiter abgeklärt werden müssen, bis sie sich als harmlos erweisen.

In dieser Diagnosespirale wird Gesundheit zerstört, nicht erhalten. Denn wer sich ständig fragt, ob er genug für Früherkennung oder Vorsorge getan hat, fühlt sich nicht mehr gesund – und belastet das Gesundheitswesen auf der Suche nach Beweisen für seine Gesundheit umso mehr. Denen, die schon erkrankt sind, wird ein schlechtes Gewissen gemacht und auf medizinisch fragwürdiger Basis die Schuld an ihrem Leid zugeschrieben.

Das Dilemma der Früherkennung

In Deutschland gibt es Dutzende Methoden zur Früherkennung von Krebs. Man sollte sie genauer unter die Lupe nehmen, wenn mittlerweile schon erwogen wird, dass Tumorpatienten für die Therapie mehr zuzahlen sollen, weil sie Früherkennungstests versäumt haben. »Wenn das nur für die Tests gelten soll, deren Nutzen nachgewiesen ist, wäre das eine sinnvolle Idee«, sagt Gerd Antes, der das Deutsche Cochrane-Zentrum in Freiburg leitet, in dem die Qualität medizinischer Studien beurteilt wird.

Nach starken Protesten gegen einen Bonus für die regelmäßige Teilnahme an der Früherkennung wurden entsprechende Pläne zwar wieder zurückgenommen. Dennoch hält dieses Denken immer stärker Einzug in die Medizin. In Großbritannien etwa wird unter dem Schlagwort »Pay for performance« versucht, Patienten zu einem gesundheitsbewussten Verhalten zu animieren. Ärzte bekommen Prämien, wenn die Kranken, die sie betreuen, bestimmte Grenzwerte einhalten. »Von einem Tag auf den anderen hatten viele Patienten plötzlich keinen erhöhten Blutdruck mehr«, sagt Günther Egidi vom Vorstand der Deutschen Gesellschaft für Allgemeinmedizin (DEGAM). Viele Ärzte hatten einfach die Daten der Kranken geschönt – oder die besonders Kranken nicht länger betreuen wollen, damit sie nicht die Statistik verschlechtern.

Früherkennungstests haben zwar ein ausgezeichnetes Image. Was kann schon schlecht daran sein, wenn ein Krebs früh entdeckt wird? Je früher die Diagnose, desto erfolgreicher die Therapie und umso besser die Prognose, so die verbreitete Ansicht. Doch diese Schlussfolgerung stimmt längst nicht immer. Schließlich nutzen Untersuchungen zur Krebsvorsorge Patienten nur dann, wenn sie ihr Leben verlängern oder die Lebensqualität verbessern.

Dies trifft aber nicht auf alle Tests zur Krebsfrüherkennung zu – manche verlängern nur das Leiden. Dies gilt etwa, wenn der Tumor schon Metastasen gebildet hat und die Therapie das Leben nicht mehr verbessern oder verlängern kann. Dies gilt auch, wenn ein Krebs nie metastasiert, nie Beschwerden macht und auch nicht zum Tode führt.

Zudem wird der Nutzen der Früherkennung systematisch überbewertet, weil in vielen Studien rückblickend untersucht wird, welche Vor- und Nachteile sie bringt. Es ist jedoch bekannt, dass Menschen, die Früherkennungstests wahrnehmen, insgesamt gesünder leben und mehr auf sich achten. Vergleicht man sie mit jenen Menschen, die keine Früherkennung in Anspruch nehmen, wird der mögliche Nutzen überschätzt. Diejenigen, die zur Früherkennung bereit sind, haben schließlich sowieso die bessere Prognose.

Ein weiteres Dilemma in der Debatte um die Früherkennung auf Krebs ist die Asymmetrie in der Argumentation. Das hohe Lied auf die Vorsorge lässt sich schnell und einfach singen, es lautet in etwa so: Mit Hilfe regelmäßiger Vorsorge lässt sich Krebs früher erkennen, besser behandeln, und die Menschen haben deshalb eine bessere Prognose. Das leuchtet jedem sofort ein. Das lässt sich in zehn Sekunden vermitteln. Hierfür sind nur ein paar Schlagworte nötig.

Die Kritik an der Vorsorge ist hingegen schwerer zu erklären – und sie erfordert mehr Zeit. Dazu sind mindestens fünf Minuten notwendig – und auch dann sind sicher noch nicht alle bisherigen Anhänger der Vorsorge vom Gegenteil überzeugt. Zudem ist der Begriff der Vorsorge schwammig und irreführend. So wird er zum Beispiel für Screening auf Krebs verwendet, doch das ist falsch. Besser sollte hier von Früherkennung gesprochen werden. Vorsorge dient dazu, eine Krankheit zu verhindern oder zumindest hinauszuzögern. Die Beschwerden treten später oder gar nicht auf. Tests zur Früherkennung bewirken hingegen in vielen Fällen das Gegenteil. Sie lassen eine Erkrankung früher kenntlich werden und nehmen die Diagnose vorweg. Wenn auch noch keine körperlichen Beschwerden auftreten, so stellt sich doch mit der Diagnose die Erwartung der Beschwerden ein. Der ehemals symptomlose Gesunde fühlt sich jäh als Kranker, selbst wenn er beschwerdefrei ist.

Um die Kritik am Konzept der Krebsfrüherkennung, die als Vorsorge verschleiert wird, deutlich zu machen, soll zunächst dargelegt werden, was Vorsorge im idealen Falle leisten können sollte – dadurch wird evident, wieweit manche Maßnahmen zur Früherkennung von Krebs von diesem Anspruch entfernt sind.

1) Prävention setzt voraus, dass sich aus gegenwärtigen Anzeichen zukünftige unerwünschte Folgen sicher prognostizieren lassen.

2) Prävention setzt voraus, dass sich das Befinden ohne die präventiv gedachte Intervention verschlechtern würde.

3) Prävention setzt voraus, dass Risiken am effektivsten vermindert werden können, je früher der präventive Eingriff stattfindet.

4) Prävention setzt voraus, dass sich die geplante Vorsorge in Form eines Screenings oder anderer Maßnahmen in ein Konzept umsetzen lässt.

Leider zeigt sich (und wird später im Buch genauer dargelegt),

1) dass sich aus gegenwärtigen Indizien eben außerordentlich oft nicht zukünftige unerwünschte Folgen sicher prognostizieren lassen. Die Häufigkeit der Fehlalarme bei der Krebsfrüherkennung zeigt dies, aber auch die Zahl der Überdiagnosen und Übertherapien.

2) dass sich das Befinden bei vielen Menschen ohne die präventive Intervention eben nicht automatisch verschlechtern würde. Es verschlechtert sich in manchen Fällen durch die Früherkennung und ihre Folgen. Im besseren Fall bleibt die Bilanz neutral, etwa bei der großen Gruppe der Menschen, bei denen kein Krebs vorliegt und auch keiner entdeckt oder fälschlicherweise vermutet wird.

3) dass die Risiken, früher zu sterben oder stärker zu leiden eben nicht immer gemindert werden, je früher der vorbeugende Eingriff stattfindet. Stattdessen wird das Leiden vorverlegt – durch invasive Untersuchungen und Therapien und nicht zuletzt durch die Erzeugung von Angst und Ungewissheit.

4) dass die Teilnahme der Bevölkerung an bisherigen Screening-Programmen sehr gering ausgeprägt ist und sie sich daher kaum in ein bevölkerungsweites Konzept umsetzen lassen.

Warum es so schwierig ist, mit Früherkennung Leiden zu vermindern, zeigt ein Blick auf die Art und Weise, wie sich bösartige Tumore im Körper ausbreiten. Im Wesentlichen können vier verschiedene Krebstypen unterschieden werden:

Typ 1: Der Tumor entsteht und kann mittels konsequenter Früherkennung entdeckt werden, bevor Absiedlungen (Metastasen) entstehen. Die früh eingeleitete Therapie verhindert das weitere Krebswachstum und bringt womöglich sogar eine Heilung, die frühe Diagnose führt zu gewonnenen und beschwerdefreieren Lebensjahren. In diesem Fall ist Früherkennung sinnvoll und echte Vorsorge.

Typ 2: Der Tumor entsteht, bildet aber auch sehr früh Metastasen. Die frühe Diagnose durch Früherkennung und die früh begonnene Therapie können den Krebs nicht mehr heilen. Früherkennung führt in diesem Fall zu keiner Verlängerung des Lebens, sondern nur zu einer Verlängerung des Leidens.

Typ 3: Der Tumor entsteht, bildet aber nie Metastasen. Die frühere Diagnose in Folge der Früherkennung führt zu einem früheren Therapiebeginn. Da der Tumor nicht tödlich ist, wird das Leben durch Früherkennung nicht verlängert, womöglich aber das Leiden durch die Nebenwirkungen der Therapie.

Typ 4: Der Tumor entsteht, wächst aber so langsam oder bleibt zeitlebens so klein, dass er nie auffallen oder Beschwerden machen würde. Mit Hilfe der Früherkennung wird er aber entdeckt und in der Folge eine Therapie eingeleitet. Durch die Behandlung wird das Leben aber nicht verlängert, sondern die unnötige Diagnose (»Überdiagnose«) und Therapie (»Übertherapie«) belasten den Patienten nur.

Der moralische Zwang zur Vorsorge
von Ulrich Bröckling

Vorbeugen ist besser als Heilen – das Motto aller Prävention besitzt eine fraglose Plausibilität. Dass es sinnvoller ist, künftige Übel durch geeignete Interventionen in der Gegenwart zu vermeiden, als sie erst dann zu bekämpfen, wenn sie manifest geworden sind, erscheint so selbstverständlich, dass es keiner weiteren Begründung bedarf. Man mag diese oder jene vorbeugende Maßnahme ablehnen oder wirksamere einfordern, man mag über Zwangs- oder Pseudoprävention klagen und sich über Gesundheitskult oder Sicherheitswahn lustig machen – ohne Vorbeugung könnte und wollte heute niemand leben.

In der grundlegenden Bedeutung des Begriffs bezeichnet Prävention ein Handlungsprinzip: Praevenire heißt zuvorkommen. Etwas wird getan, bevor ein bestimmtes Ereignis oder ein bestimmter Zustand eintreten, damit es nicht dazu kommt oder zumindest der Zeitpunkt des Eintretens hinausgeschoben und der zu erwartende Schaden auf ein Mindestmaß begrenzt werden. Da es nichts gibt, was nicht als Bedrohung wahrgenommen oder zur Bedrohung deklariert werden könnte, kann auch alles zur Zielscheibe vorbeugender Anstrengungen werden. Ob Karies oder Herzinfarkt, Drogenkonsum oder Jugendgewalt, ob körperliche Deformation oder psychische Erkrankung, ob Terroranschläge oder Entwicklung von Massenvernichtungsmitteln, ob »humanitäre« oder Naturkatastrophen – überall lauern Risiken, drohen Krisen und tut folglich Vorbeugung Not.

Prävention will nichts schaffen, sie will verhindern. Gesundheit kennt sie nur als Abwesenheit von Krankheit, Sicherheit nur als Ausbleiben von Verbrechen, Frieden nur als das Ausbleiben eines Kriegsfalles. Die Mittel, mit denen sie ihre Ziele erreichen will, sind dagegen sowohl repressiver als auch produktiver Natur: Verhaltens- steht neben Verhältnisprävention, das heißt der Einzelne wie auch sein Umfeld sind Ziel der Vorsorgebemühungen, Spezial- steht neben Generalprävention, individuumzentrierte konkurrieren mit risikogruppen- oder bevölkerungsbezogenen Ansätzen, Zwangsmaßnahmen mit

Aufklärungskampagnen. Prävention straft und belohnt, droht und ermutigt, schreckt ab und belehrt, sammelt und sondert aus, entzieht Ressourcen und teilt sie zu, installiert technische Kontrollsysteme und nutzt soziale Netzwerke.

Präventionsprogramme gleichen Kreuzzügen, ihre Logik ist die der antizipierenden Säuberung: Gegen welches Übel auch immer sie antreten, es soll eliminiert werden. Selbst wenn ein endgültiger Sieg den Protagonisten utopisch erscheint und sie sich mit bescheideneren Vorgaben zufriedengeben, als regulative Idee leitet dieses Ziel ihre Praxis. Im Namen der vorbeugenden Vernunft geschieht dabei Humanes wie Inhumanes: Prävention rettet, verlängert und verbessert Leben, sie mindert Leid und Unsicherheit. Prävention kann aber auch gewalttätig, ja mörderisch sein. Mit ihr lassen sich die Todesstrafe ebenso wie die vorsorgliche Inhaftierung von »Risikopersonen« legitimieren, Zwangssterilisierungsprogramme ebenso wie die Abtreibung von Föten, bei denen eine Behinderung diagnostiziert wurde, »präemptive Militärschläge«, die potenziellen Aggressoren zuvorkommen sollen, ebenso wie die Liquidierung vermeintlicher »Volksschädlinge« oder »Klassenfeinde«. Oft genug liefern Präventionsversprechen nur die Rechtfertigung für Präventionsverbrechen, doch auch jenseits ideologischer Indienstnahme ist selbst der beste Wille nicht davor gefeit, Schlimmes zu bewirken. Wer dem einen Übel vorbeugt, befördert häufig ein anderes, und der Imperativ der Leidensfreiheit entpuppt sich nicht selten als ein Freibrief für Mitleidslosigkeit.

Wer die Wahrscheinlichkeit des Eintretens oder das Ausmaß von Schadensvorfällen minimieren will, muss die Bedingungen kennen, die sie hervorbringen. Ohne Ätiologie – das ist die Lehre von den Ursachen – keine Prognostik, ohne Prognostik keine Prävention. Vorbeugung verlangt daher systematische Wissensproduktion. »Savoir pour prévoir, prévoir pour prévenir«, heißt es bei Auguste Comte. Biologische Prozesse, menschliches Verhalten und erst recht soziale Phänomene lassen sich jedoch in den meisten Fällen nicht auf eindeutige Ursache-Wirkungs-Zusammenhänge reduzieren, und selbst, wenn Kausalerklärungen Plausibilität beanspruchen können, gilt das nur im Rückblick. In Bezug auf die Zukunft sind dagegen nur Wahrscheinlichkeitsaussagen möglich. Die ätiologische Forschung isoliert und korreliert deshalb Risikofaktoren, ohne diese jemals vollständig erfassen zu können. Das Präventionswissen bleibt stets lückenhaft und erheischt weitere Forschungsprogramme. Wer vorbeugen will, weiß nie genug.

Weil Risiken nur probabilistisch erfassbar sind, generalisiert der präventive Blick den Verdacht und sucht Indizien aufzuspüren, die auf künftige Übel hindeuten und an denen die vorbeugenden Maßnahmen ansetzen können. Das kann der Erreger sein, von dem eine Infektionsgefahr ausgeht, oder das geschwächte Immunsystem, das jenem keinen ausreichenden Widerstand entgegenzusetzen vermag. Das kann ein überschrittener Grenzwert sein oder ein individuelles Verhaltensmuster, eine genetische Mutation oder ein belastendes Sozialmilieu. Das kann schließlich die sprichwörtliche Gelegenheit sein, die Diebe macht, oder es sind die inzwischen kaum weniger sprichwörtlichen »broken windows«, die, nicht repariert, die Zahl der Gesetzesverstöße ansteigen lassen. Zum Risikosignal und Ausgangspunkt präventiven Handelns kann letztlich alles werden, was von Sollwerten abweicht oder sich als Vorzeichen solcher Abweichungen identifizieren lässt. Praktisch funktioniert Prävention als Ausrichtung und Selbstausrichtung an Normalitätsstandards, die damit den Status sozialer Normen erlangen. »Keeping the normals normal«, lautet die Maxime. Weil die Normalitätsnormen selbst flexibel sind, kann die vorbeugende Anpassung nicht endgültig sein: Wer vorbeugen will, darf sich niemals zurücklehnen.

Prävention impliziert die Macht, Verhalten zu steuern und Verhältnisse zu ändern, ganz gleich, ob diese sich auf Strafandrohung oder Überzeugungskraft, auf technische Apparaturen oder soziale Arrangements stützt. Wer vorbeugen will, muss nicht nur wissen, was zu tun ist, sondern muss es auch durchsetzen können. Prävention ist dabei stets konfrontiert mit Widerständen, die ihre Anstrengungen unterlaufen, bremsen oder blockieren, und gewinnt erst in der Auseinandersetzung mit diesen Kontur. Von den lieb gewonnenen Lastern des Alltags, an deren Schwerkraft Aufklärungskampagnen ebenso scheitern wie gesetzliche Verbote, bis zu politischen Konfrontationen, bei deren Beilegung präventive mit nicht-präventiven Optionen und verschiedene präventive Optionen miteinander konkurrieren – immer operiert das vorbeugende Handeln in einer komplexen strategischen Konstellation, in der Kräfteverhältnisse abzuschätzen, Allianzen zu schließen oder aufzukündigen, taktische Festlegungen zu treffen oder offenzuhalten und bei jedem eigenen Schritt die Handlungen der anderen beteiligten Akteure zu berücksichtigen sind.

Wie die Versicherung ist Prävention eine Risikotechnologie. Beide »bearbeiten« Risiken auf höchst unterschiedliche Weise, aber sie ergänzen einander und treten in vielfachen Kombinationen auf: Weil auch noch so umfassende Vorbeugung keine absolute Sicherheit garantieren kann, werden »Rest-Risiken« versicherungsförmig abgefedert; weil Versicherungen Risiken kapitalisieren, sind sie darauf bedacht, Zahl und Ausmaß der Schadensfälle durch vorbeugende Maßnahmen zu begrenzen.

Folgt man Niklas Luhmanns Unterscheidung, handelt es sich bei Risiken um mögliche künftige Schäden, deren Eintreten als Folge eigenen Handelns oder Unterlassens gedeutet, während es bei Gefahren der Umwelt zugerechnet wird. Ob etwas als Risiko oder als Gefahr erscheint, ist also eine Frage der Selbst- oder Fremdzuschreibung. Zwar kann man sich auch gegen Gefahren wappnen, aber für den, der es tut, verwandeln diese sich insofern in Risiken, als er Eintrittswahrscheinlichkeit beziehungsweise Ausmaß des möglichen künftigen Schadens in Abhängigkeit zum eigenen Handeln oder Unterlassen setzt. Wo Vorbeugung möglich erscheint, wie begründet oder unbegründet diese Erwartung auch sein mag, wird es riskant, darauf zu verzichten. Dass ein Haus vom Blitz getroffen wird, ist eine Gefahr; keinen Blitzableiter zu installieren, ein Risiko. Umgekehrt erzeugt präventives Handeln selbst neue Risiken – das Problem jeder Schutzimpfung. Die Entscheidung für oder gegen diese oder jene vorbeugende Maßnahme wird damit zur Abwägung zwischen verschiedenen Risiken und Risikoeinschätzungen. Darin liegt die Brisanz aller Prävention: Entschieden wird in jedem Fall, weil auch Nicht-Entscheiden eine Entscheidung darstellt, aber welche Entscheidung die richtige ist, dafür gibt es keine absoluten Kriterien, sondern bestenfalls Wahrscheinlichkeitsaussagen.

Weil Vorbeugung sich gleichermaßen an alle wie an jeden Einzelnen richtet, kombiniert die Präventionsforschung quantitativ-statistische Methoden, die Risiken kalkulieren, mit qualitativ-hermeneutischen Verfahren, die subjektive Sinnwelten und Handlungsmuster ausdeuten. So bilden epidemiologische Erhebungen auf der einen, Individualdiagnostik und Case-Management auf der anderen Seite die beiden unverzichtbaren Säulen der Gesundheitsvorsorge. Der Zweigleisigkeit präventiver Wissensproduktion korrespondiert die Gleichzeitigkeit von Dezentrierung und Rezentrierung des Subjekts in der vorbeugenden Praxis: Einerseits ist Prävention »mit der Auflösung des Begriffs des Subjekts oder des konkreten Individuums verbunden, der durch einen Komplex von Faktoren, die Risikofaktoren, ersetzt wird«, so Robert Castel bereits 1983. Andererseits machen vorbeugende Strategien gerade die Seite des Subjekts stark und nehmen es als selbstverantwortlichen und kompetenten Agenten seines eigenen Lebens in die Pflicht.

Ihre Legitimation bezieht Prävention aus dem Versprechen, die gewünschten Effekte mit weniger Aufwand beziehungsweise mit dem gleichen Aufwand größere Effekte zu erzielen als therapeutische Maßnahmen, Sanktionierung von Abweichungen oder Schadensausgleich. Vorbeugen ist besser, nicht zuletzt weil es billiger ist. Aber auch Prävention hat ihren Preis und gerät deshalb insbesondere dort unter Beschuss, wo sie die öffentlichen Kassen belastet. In Frage steht dabei nicht die präventive Vernunft als solche, sondern wer ihr Geltung verschaffen soll. Im Zuge der gegenwärtigen Ökonomisierung des Sozialen verwandelt sich der »Vorsorgestaat«, wie ihn François Ewald 1993 in seinem gleichnamigen Buch beschrieben hat, zum »aktivierenden Staat«, der seine Bürger und Bürgerinnen aus der fürsorglichen Belagerung in die Freiheit der Selbstsorge entlässt und ihnen zumutet, ihre Lebensrisiken eigenverantwortlich zu managen. Prävention wird wichtiger denn je, aber sie wird zunehmend zur Sache der Individuen, die gehalten sind, sich selbst ökonomisch zu regieren. Wer sich als unternehmerisches Selbst behaupten will, tut gut daran, rechtzeitig ins eigene Humankapital zu investieren.

Aktuelle Kampagnen ersetzen die traditionellen Mechanismen des Überwachens und Strafens deshalb durch ein Regime freiwilliger Selbstkontrolle. Kompetenz- und Ressourcenorientierung lauten die Schlagworte, und nicht nur in der Suchtprävention hat sich inzwischen die Erkenntnis durchgesetzt, die Stärken zu stärken, sei wirksamer, als Ängste zu schüren oder Verbote auszusprechen. Ohne Drohszenarien kommt indes auch der Appell an die Selbstverantwortung nicht aus: Wer es an Einsicht fehlen lässt und etwa auf Tabak oder Alkohol nicht verzichten will, wer keinen Sport treibt oder regelmäßige Vorsorgeuntersuchungen versäumt, der hat auch die Folgen selbst zu tragen – sei es in Form höherer Versicherungsprämien, sei es in Form geringerer Lebensdauer. Je dichter das Netz präventiver Kontrollmöglichkeiten, desto fahrlässiger handelt, wer sie nicht wahrnimmt. Vorbeugung avanciert zum moralischen Imperativ, dessen Unabweisbarkeit gerade darauf beruht, dass er nicht an hehre Ideale, sondern an das Eigeninteresse appelliert.

Weil dieser Imperativ sich auf alle Lebensbereiche erstreckt, ist ihm eine ebenso universelle Schuldzuweisung eingeschrieben. Welche kleinen oder großen Katastrophen den Einzelnen auch ereilen mögen, in letzter Konsequenz sind sie stets ein Ergebnis seiner unzureichenden Sorge um sich selbst. »Die meisten (wenn nicht alle!) Todesfälle sind bis zu einem gewissen Grade ›Selbstmorde‹«, heißt es bei Gary S. Becker, einem der Großmeister der Humankapitaltheorie, »in dem Sinne, dass man sie hätte hinausschieben können, wenn man mehr Ressourcen in die Lebensverlängerung investiert hätte.« Dieser Schuld entgeht niemand, denn der Ausgang allen präventiven Bemühens steht immer schon fest: Irgendwann sterben wir alle. Vorbeugung gewährt allenfalls Aufschub. Vielleicht ist das der Grund für das konstitutiv schlechte Gewissen, dass Präventionisten haben – und anderen machen.

Der Soziologe Ulrich Bröckling ist Professor für Ethik, Politik und Rhetorik an der Universität Leipzig.

Vorsorge im Alltag

Spiel, Spaß, Sport – wenn die gewonnene Lebenszeit
für Training draufgeht

Unter Vorbeugung oder Vorsorge, wie Prävention einge-
deutscht verwendet wird, verstehen die meisten Menschen eine Art »weise Voraussicht«. Sie soll es ermöglichen, einer Zukunft zuvorzukommen, die schlechter ausfallen würde, wenn
man ihr nicht zuvorgekommen wäre. Die Beispiele dafür sind
vielfältig. In Indonesien pflegt eine Volksgruppe den Brauch,
sich Gewichte an den Penis zu hängen. Man muss sich diese
Volksgruppe wohl als äußerst zuvorkommend vorstellen, denn
die Männer wählen diese beschwerliche Art der Prävention
aus Angst, dass sich ihr Geschlechtsteil in den Körper zurück-
ziehen könnte. Das malträtierte Organ reagiert auf die unge-
wöhnliche Dehnung mit Gewebeschäden, die als Koro bereits
in die medizinische Fachliteratur eingegangen sind.

Praevenire heißt zuvorkommen, und zumindest ihrer ursprünglichen Befürchtung kommen die Eingeborenen aus dem
indonesischen Urwald in der Tat zuvor, solange die Gewichte an
Ort und Stelle verankert sind. Andere Nebenwirkungen dürfen
hier nicht verschwiegen werden, denn die Männer büßen eine
gewisse Leichtigkeit im Umgang mit dem anderen Geschlecht
ein und nach allem, was man weiß, erhöht die Übung ihre Lebensqualität auch nicht gerade.

Übertragen auf hiesige Regionen können viele Alltagsritu-
ale als Prävention bezeichnet werden. So ist dem Präventi-
onsgedanken auch die Neigung etlicher Deutscher zuzurech-
nen, lange vor Abfahrt des Zuges am Bahnhof zu sein, um
der schlechteren Zukunftsvariante vorzubeugen und den Zug

nicht zu verpassen. Auch die Angewohnheit vieler Autofahrer, eine Rolle Klopapier unter einem gehäkelten Sichtschutz auf der Hutablage zu transportieren, kann als Teil einer umsichtigen Präventionsstrategie verstanden werden.

Um vorzusorgen muss zunächst identifiziert werden, welchem Übel überhaupt vorgesorgt werden soll. Das klingt banal, erweist sich jedoch bei genauerem Hinsehen keineswegs als selbstverständlich. Denn Prävention ist nur möglich, wenn zwischen zwei angenommenen Zukünften unterschieden wird. Da ist zum einen die als negativ wahrgenommene Zukunft, die ohne Prävention einzutreten droht. Ihr steht die positiv wahrgenommene Zukunft gegenüber, die das Ergebnis der präventiven Anstrengungen ist.

Dass allein diese so selbstverständlich klingende Grundannahme ihren Haken in der Praxis hat, zeigen zwei Beispiele aus der Medizin, die immer wieder im Zusammenhang mit der Vorsorge genannt werden. Das erste Beispiel betrifft die Vorsorgestrategie, Sport zu treiben, um länger zu leben. Jeder weiß davon, jeder kennt es. Seit 2007 versucht Gesundheitsministerin Ulla Schmidt mit ihrem Programm »3000 Schritte« aus schlappen Dicken schlanke Fitte zu machen – bisher ohne Erfolg. Aus medizinischer Sicht ist das Programm fragwürdig, denn man muss schon regelmäßig ein bestimmtes Ausdauerpensum (dreimal pro Woche mindestens 45 Minuten) absolvieren, um länger zu leben. Wer das über Jahrzehnte durchhält, kann statistisch gesehen jedoch mit einer um bis zu sieben Jahre längeren Lebensdauer rechnen.

Als Ausdauersport gelten körperliche Belastungen wie Joggen, Radfahren, Schwimmen oder Rudern. In einigen Untersuchungen wird ein Effekt auf die Gesundheit und eine mögliche Lebensverlängerung jedoch erst beobachtet, wenn vier- bis fünfmal in der Woche 45 Minuten lang Sport getrieben wird.

Zwar empfehlen Ärzte auch schon kleinere Belastungen, etwa die Treppe statt den Fahrstuhl zu nehmen oder eine U-Bahn- oder Busstation eher auszusteigen, um eine längere Strecke zu gehen. Diese Aufwärmübungen sind zwar positiv für die Gelenke und die Beweglichkeit des Körpers. Ein erkennbarer Effekt dieser geringen Dosis Sport auf die Gesundheit oder gar eine Lebensverlängerung konnte jedoch bisher nicht festgestellt werden.

Da viele Menschen jedoch weit von einem effektivem Sportprogramm entfernt sind, verstehen Ärzte die kurze Bewegung zwischendurch als möglichen Einstieg in regelmäßigere körperliche Betätigung. Wer seit Jahren im Büro und auf der Couch sesshaft geworden ist, kann schließlich nicht plötzlich dreimal in der Woche das Niederwild aufscheuchen und durch den Wald sprinten.

Als Vorsorgemaßnahme taugt Sport daher nur, wenn er regelmäßig und verhältnismäßig intensiv betrieben wird. Doch selbst in diesem Fall gilt der Zielkonflikt: Man muss es mögen und Spaß daran haben. Denn man lebt statistisch gesehen zwar länger, wenn man Sport treibt – allerdings geht die gewonnene Lebenszeit für das Training drauf. Andere Sportmediziner und Epidemiologen bezweifeln sogar diesen Zusammenhang. Ihr nüchternes Fazit: Wer Sport treibt, lebt zwar nicht länger, stirbt aber gesünder.

Das zweite Beispiel zeigt den Zielkonflikt ebenso. Es geht um Schlaf. Viele Mediziner wissen, dass Schlafmangel das Risiko für etliche Krankheiten wie zum Beispiel Herzinfarkt erhöht und statistisch gesehen die Lebenserwartung senkt. Fazit: Wer kürzer schläft, ist nicht nur früher wach, sondern auch länger tot. Das mag manch Zeitgenosse in Kauf nehmen, denn was nützt es, länger zu leben, wenn man den Großteil der Zeit verschläft. Man kann es sich aussuchen: Mit weniger Schlaf hat man mehr

Zeit am Tag, stirbt aber früher. Mit viel Schlaf steht hingegen weniger Zeit am Tag zur Verfügung, dafür stirbt man später.

Rollenmodell für diese Art von Existenz ist womöglich der Fadenwurm. Genetisch kann seine Existenz auf Erden um mehr als das Dreifache verlängert werden – dafür verliert er dann aber jede Lust an der Fortpflanzung. Zudem muss er ohne Spannkraft sein Leben fristen – weil er seine Spiralform nach der Genveränderung nicht mehr einnehmen kann.

Wellness: verbissene Vorsorge für das Wohlbefinden

Mit durchtrainiertem Lächeln fragte sie hinter der Theke des Fitnessstudios bei der ersten Anmeldung: »Wollen sie nur Muskelmasse aufbauen oder sich auch besser definieren?« Keine Frage, wie man sich angesichts einer solchen Wahlmöglichkeit entscheiden musste. Wer könnte schon der Versuchung widerstehen, etwas für seine Gesundheit zu tun und dabei gleichzeitig sein Profil zu schärfen? Sie sagte noch, dass dies zwar harte Arbeit bedeuten würde, aber dafür könne man sich ja auch in der Wellness-Landschaft entspannen. Die Mitgliedschaft wurde für zwei Jahre im Voraus gebucht.

Klar, so etwas macht man nicht zum Spaß. Auch wenn alle immer so tun, die auf der Suche nach Ruhe, Wohlbefinden und Gesundheit wahlweise Urlaub im Kloster, ein Wohlfühlwochenende im Wellness-Hotel oder – als Trostpflaster für Daheimgebliebene – das Jahresabonnement im Fitness-Club buchen. Wer zu etwas Geld gekommen ist, leistet sich sogar einen Personal Trainer – oder er verunstaltet das heimische Badezimmer zu einer Wellness-Oase.

Das Versprechen, das hinter all diesen Angeboten steht, ist ebenso perfide wie falsch. Der Begriff Wellness wird vom

Deutschen Wellness-Verband als »gesund leben mit Genuss« erklärt. Unter der Leerformel Wellness wird die Darmspülung mit Rosenblütenessenz ebenso angepriesen wie die Massagematte für den Autositz, der stufenlos verstellbare Duschkopf oder ein Kursus in fernöstlicher Meditation. Ein Unternehmen aus der Telekommunikationsbranche wirbt für seine Tarife mit dem Slogan »Wellness für ihr Portemonnaie«.

Seit 1975 im kalifornischen Mill Valley mit dem »Wellness Resource Center« das wohl erste Wellness-Center der Welt gegründet wurde, wird die Illusion verkauft, dass sich Gesundheit, Vorsorge und Vergnügen vereinen lassen und zu einem längeren und besseren Leben führen.

Wellness ist die alltägliche Vorsorgehaltung des gesundheitsbewussten Bürgers, der eigenverantwortlich plant, leistungsorientiert denkt und dabei seine persönlichen Risiken berechnet. Wenn die Rechnung nicht aufgeht, ist der Ärger groß. So hat die *New York Times* Mitte Juni 2008 vom Tod des 58-jährigen Fernsehmoderators Tim Russert berichtet. Der populäre NBC-Journalist war an einem Herzinfarkt gestorben. Dabei war er ein Vorbild an gesunder und vorsorgender Lebensführung. Er nahm regelmäßig Aspirin sowie Medikamente, die Blutdruck und Cholesterin senken. Er ließ sich jährlich durchchecken, unterzog sich regelmäßig einem Belastungs-EKG und trainierte mehrmals in der Woche auf seinem Fahrrad-Heimtrainer. Trotzdem starb er – und machte damit viele Amerikaner nervös. Ihrer Verunsicherung und Angst machten sie in Briefen an die *New York Times* Luft, so dass sich die Zeitung zu einem Kommentar über »Die schmerzliche Wahrheit nach dem Tod eines Prominenten« veranlasst sah: »Man vermutet nicht mehr, dass Menschen auf diese Weise sterben können – besonders dann nicht, wenn sie intelligent, gebildet, erfolgreich und gesundheitsbewusst sind und von Ärzten betreut werden.«

Wellness beinhaltet zwar angeblich Gesundheit und Vergnügen, tatsächlich stellt es aber die Vorstellung von beiden Begriffen auf den Kopf. Wohlbefinden und Gesundheit werden gemeinhin als Gegenteil von Krankheit verstanden. Bevor der Wellness-Terror begann, war Gesundheit ein Zustand der Selbstvergessenheit. Wellness ist jedoch das Gegenteil von unbeschwerter oder gar schweigsamer Selbstvergessenheit, denn das Ziel ist ein aktives Sichwohlfühlen, um das gerungen werden muss wie um den letzten freien Platz in der Sauna. Gesundheit und Wohlbefinden müssen in der schönen, verschwitzten Wellness-Welt systematisch erarbeitet werden, statt dass sie einfach vorhanden sind. So wird Wellness zu einem Widerspruch in sich, zu einer leeren Formel und einem weiteren paradoxen Lebensmotto aus dem inneren Absurdistan – ähnlich der Aufforderung »sei spontan«.

Die lärmende Suche nach Ruhe und Entspannung, die stressgeplagte und multitasking-fähige Dauernervöse in ihrer Freizeit veranstalten, hat dazu geführt, dass der Begriff der Stille eine ähnliche Umkehrung seiner ursprünglichen Bedeutung erfahren hat wie der des Wohlbefindens. Die verbreitete Sehnsucht nach ungestörtem Für-sich-Sein zeigt sich in zahlreichen Selbsterfahrungsangeboten wie etwa Wellness-Urlauben im Kloster. Dort schweigen aber weder die Organe, noch die erfahrungshungrigen Teilnehmer. Die Stille wird immer wieder thematisiert und so zum zerredeten Gesprächsstoff, der dafür aber ganz bewusst erlebt werden soll. »Damit hört die Stille auf, etwas zu sein, das sich ereignet, ohne dass man darüber nachdenkt«, sagt die Soziologin Monica Greco von der Universität London.

Wo Klöster zu Wellness-Oasen umfunktioniert werden, mag zwar akustisch weitgehend Stille herrschen. Der permanente Druck, sich selbst als Quell des eigenen Vergnügens zu erleben, lässt viele Sinn- und Erfüllungssuchenden jedoch äußerst

unruhig werden. Dem Wellness-Jünger, der Ruhe und Entspannung erhofft, ergeht es ähnlich wie dem Reisenden, der
rastlos nach der unberührten Idylle sucht. Er zerstört das, was
er sucht, indem er es findet.

Indem die Wellness-Angebote häufig in Klöstern stattfinden,
klingt die religiöse Dimension des neuen Gesundheitskultes
bereits an. Denn Wellness hat nichts mit Ausschweifungen und
Verausgabung zu tun, sondern mit Mäßigung und Askese, Vorsorge und Voraussicht. Sittsamkeit und Disziplin sind streng
protestantische Tugenden, die aber in dem Wellness-Brei gerne
mit fernöstlich und esoterisch angereicherten Praktiken ver-
mischt werden – heraus kommt dabei ein Amalgam aus auto-
genem Training und Buddhismus light, inklusive Tibet-Auf-
kleber an der Sporttasche.

Im Kloster Arenberg nahe Koblenz, dem nach eigenen Angaben ersten »Wellness-Kloster« Deutschlands, ist es längst
vorbei mit »kargen Zellen, frugalen Mahlzeiten und einer
strengen Tageseinteilung«. Das würde die Erfüllung Suchen-
den nur abschrecken. Stattdessen wird ein »ganzheitliches Ur-
laubsprogramm für Körper, Geist und Seele nach dem Motto
›erholen, begegnen, heilen‹ geboten«. Das Kloster ist nach eigenen Angaben »sensationell erfolgreich, denn das Gästehaus
erlebte einen wahren Ansturm: Gestresste, Naturgenießer und
Sinnsucher aller Altersgruppen und Konfessionen aus ganz
Deutschland suchen hier Entspannung«.

Auf der Suche nach einer »sinn- und lebensstiftenden, gesunden Spiritualität« scheint erlaubt zu sein, was gefällt und im
Urlaub bequem ist: »Wer will, kann mit den Schwestern schon
morgens um sieben in der Kirche die Liturgie feiern oder eine Stunde später mit einem Morgenimpuls in den Tag starten
oder aber ausschlafen«, heißt es über das Wellness-Kloster. »Im
Kurs ›Gott liebt Tango‹ tanzen sich die einen frei, während die

anderen im Kräutergarten Riechübungen machen.« Spätestens bei diesen Beispielen wird deutlich, dass Wellness dem von den Krankenkassen kaum noch finanzierten Kurbetrieb (»Morgens Fango, abends Tango«) Konkurrenz machen soll.

Spiritualität in Wellness-Klöstern ist aber keine höhere Form der geistigen Erfahrung, sondern wird instrumentalisiert, um Körper und Seele zu stärken und sich für die Anforderungen des Alltags zu wappnen. Eingeübte Andachtsgesten und Entspannungstechniken sollen gesund und glücklich machen. Es geht weniger darum, Fett-Depots an Bauch, Beinen oder Po abzuschmelzen, sondern um Problemzonengymnastik für das eigene Ego. »Adressiert sind die Wellness-Rituale eher an das Selbst als an Gott«, sagt Monica Greco.

Gesundheit und Wohlbefinden zu vereinen ist möglich, verspricht denn auch der Deutsche Wellness-Verband, die 1990 als erste gegründete »und bis heute führende Wellness-Organisation in Europa«. Es klingt ganz einfach: »Gestalten Sie Ihr Leben so genussvoll wie möglich, aber behalten Sie dabei Ihre Gesundheit im Auge. Ob Essen, Trinken, Bewegung, Stressabbau, Arbeit, Freizeit, Liebe, Glauben: Sie können sich immer für eine gesunde und genussvolle Alternative entscheiden. Das ist der Wellness-Weg!«

Dieser Weg wird kein leichter sein, geht es doch um nichts weniger als die Vereinigung von Gegensätzen: Genuss und Mäßigung, Freizügigkeit und Disziplin, Planerfüllung und Selbstvergessenheit – Yin und Yang würde der Wellness-Buddhist noch ergänzen. Für den Soziologen Ulrich Bröckling von der Universität Leipzig ist die gegenwärtige Erwartungshaltung an den Menschen – ob im Beruf oder in der Freizeit – geprägt durch solche Paradoxien, die nicht zu erfüllen sind: »Die Widersprüche im Anforderungsprofil werden gesteigert, das schlechte Gewissen und die Motivation werden deshalb noch größer – das treibt an, denn das Ziel ist die erfolgreiche Mischung der Extreme«, sagt Bröckling.

So bietet etwa Kloster Kostenz im Bayrischen Wald »Wellness für Körper, Geist und Seele«. Gebucht werden kann das Programm »Zeit für mich – Eine Verwöhnwoche für die Sinne«. Das Klassenziel ist bereits vorgegeben. »Gönnen Sie sich in einer geborgenen Atmosphäre Zeit für sich selbst«, heißt es in der Ankündigung. »Eine Zeit der Entspannung, des Energietankens und Wohlfühlens. Das Eintauchen in die Ruhe fördert Ihr Wohlbefinden, macht Sie ausgeglichener, zufriedener und glücklicher. Sie ermöglichen Ihrem Körper, Ihren Gefühlen und Gedanken, offen zu werden und auf Ihre Bedürfnisse besser zu hören. Genießen Sie bei sanften Körper-, Entspannungs- und Sensibilisierungsübungen, Meditation, Tanz, Musik, Gesprächen, Saunen und Schwimmen sich selbst und diese wunderbare gemeinsame Zeit.« Was, wenn man es innerhalb einer Woche nicht schafft, ausgeglichener, zufriedener und glücklicher zu werden, und dabei offen zu schwitzen, zu schwimmen und zu tanzen?

Wer sich nicht auf die Wellness-Maximen einlässt und keine Vorsorge für ein besseres Ich betreibt, weigert sich, »an sich zu arbeiten« und sein eigenes Niveau des Wohlfühlens zu definieren. Das kommt geradezu der Ablehnung gleich, von seinem Recht auf freie Selbstbestimmung Gebrauch zu machen. Das kann niemand wollen. Die Anerkennung, die Wellness-Gläubige erreichen, ist denn auch vernünftiger Art und das Vergnügen keines, dass auf oberflächlichen Genüssen wie dem Plantschen in der Sprudelwanne beruht. »Das Vergnügen von Wellness besteht, zumindest bis zu einem gewissen Grade, aus einem Lernprozess, der darauf abzielt, Investitionen in das verkörperte Selbst, Aktivitäten, die das langfristige Wohlfühlen fördern, als Vergnügen zu erleben«, sagt Monica Greco.

Wellness-Oasen sind daher auch keine Orte unbeschwerter Lebensfreude, sondern Hüpfburgen für Erwachsene. Eingezäunt und abgegrenzt, unter Aufsicht und gegen Bezahlung soll hier Spaß und Erholung erarbeitet werden. Die Aufenthaltsdauer ist limitiert, wer sie überschreitet, muss nachlösen, weil er es in der definierten Zeiteinheit nicht geschafft hat, sich ausreichend Genuss zu verschaffen – und wann gelingt das schon? So wird Wellness zum lebenslangen Lernen am eigenen Ich mit dem Ziel dauerhafter Gesundheit.

Gleichzeitig bieten diese Orte die Möglichkeit, die permanente Arbeit an Gesundheit und Wohlbefinden, wie auch den Leistungswillen unter Gleichgesinnten zu vergleichen und zur Schau zu stellen. Das ist auch der Grund, warum den Trimm-Dich-Pfaden in den 1970er-Jahren nie größerer Erfolg beschieden war: Während man keuchend das Niederwild aufscheuchte, konnte man ja nicht sicher sein, ob noch jemand in der Nähe sein würde, der sich ebenfalls schindete und die eigenen Qualen für ein höheres Ziel angemessen würdigen konnte.

In den modernen Wellnesstempeln und Schweigeklöstern hingegen gibt es genug Mitleidende, die sehen und anerkennen können, dass und wie intensiv am eigenen Profil gearbeitet wird. Was sollte man daher mehr wollen, als sich permanent besser zu definieren?

Runter mit den Kilos – die Mär vom gesunden Idealgewicht

Eigentlich müsste man den Begriff Übergewicht aus der Umgangssprache wie auch aus dem Mediziner-Jargon streichen – oder stattdessen Idealgewicht sagen. Was Menschen mit Bauchansatz und Hüftgold schon lange ahnen, bestätigt in jüngster Zeit auch die Wissenschaft: Wer geringes bis mittleres Übergewicht auf die Waage bringt, lebt am längsten und ist am wenigsten anfällig für Krankheiten. Es ist daher keineswegs eine sinnvolle Vorsorge, sich der paar Kilos zu entledigen, die man zu viel zu haben glaubt. Kein fülliger Mensch muss sich mehr mit Ausreden wie »schwere Knochen« oder »guter Futterverwerter« seine – zumindest laut Statistik – überflüssigen Pfunde schönreden. Er kann aus medizinischer Sicht stattdessen sogar stolz darauf sein. Die Gefahr, an diversen Leiden zu erkranken, steigt nämlich erst mit erheblichem Übergewicht an, das Mediziner – je nachdem, wie vornehm sie sein wollen – als Fettleibigkeit oder Adipositas bezeichnen. Nur wer richtig dick ist, hat eine kürzere Lebenserwartung und lebt ungesünder.

Aus all dem folgt: Schluss mit dem ständigen Gerede über die Idealfigur. Ein wissenschaftlich bewiesenes Gesundheitsrisiko besteht erst dann, wenn jemand deutlich zu dick ist – oder aber auch zu dünn. »Wenn sie sich gut fühlen, sich einigermaßen regelmäßig bewegen und ihr Doktor mit ihren Labor- und anderen Untersuchungsergebnissen zufrieden ist, weiß ich nicht, warum sie überhaupt ihr Gewicht ändern sollten«, empfiehlt deshalb der Arzt und Epidemiologe Mitchell Gail von den Nationalen Gesundheitsinstituten der USA in Bethesda. Ein Rat, der allerdings zu massiven Umsatzeinbrüchen bei Diätprodukten und Ratgeberliteratur führen würde.

Da die Wahrnehmung von Gewichtsproblemen äußerst subjektiv ist, wurden von Medizinern und Fachgesellschaften immer wieder Grenzwerte festgelegt. Die Einteilung in Normal- und Idealgewicht nach dem Broca-Index gilt inzwischen als veraltet, auch wenn sie in der Bevölkerung wohl immer noch die gebräuchlichste ist. Dabei werden von der Größe in Zentimetern 100 abgezogen und ergeben das Normalgewicht. Bei 180 Zentimetern Größe entspräche das 80 Kilogramm. Das

Idealgewicht läge um zehn Prozent darunter, in diesem Fall bei 72 Kilogramm. Die Formel wurde immer wieder ein wenig variiert, je nachdem, ob Männer oder Frauen beurteilt werden sollten.

Mittlerweile wird das Gewicht zumeist nach dem Body-Mass-Index (BMI) eingeteilt. Das klingt wissenschaftlicher und ist deshalb auch schwerer zu bestimmen. Der BMI errechnet sich, indem das Gewicht durch die ins Quadrat genommene Körpergröße (in Metern) geteilt wird. Bei 1,80 Meter Größe und 80 Kilogramm Gewicht liegt der BMI demnach bei 24,7 (80 geteilt durch 1,8 × 1,8). Die Weltgesundheitsorganisation definiert vier Gewichts-Kategorien: Von Untergewicht sprechen Mediziner bei einem BMI unter 18,5. Liegt der BMI zwischen 18,5 und 24,9, gilt dies als Normal- oder Idealgewicht. Als Übergewicht gelten BMI-Werte im Bereich zwischen 25 und 29,9. Ab einem BMI von 30 ist von Adipositas, das heißt von ausgeprägter Fettleibigkeit die Rede. Es gibt zwar auch hier Abstufungen je nach Alter und Geschlecht, aber die Grenzwerte sind dann nur marginal anders.

An diesen Maßstäben, die von vielen medizinischen Fachgesellschaften übernommen worden sind, wurde immer wieder Kritik laut. Ärzte wissen schließlich schon lange, dass fitte Dicke gesünder sind als schlappe Schlanke. Außerdem werden der Körperbau und Trainingszustand zu wenig berücksichtigt, wenn nur der BMI betrachtet wird. In diesem Fall sollte man zudem ausnahmsweise Äpfel mit Birnen vergleichen, denn die Art der Fettleibigkeit ist ebenfalls aufschlussreich. So ist belegt, dass ein Speckring um den Bauch oder schlicht ein Bierbauch – das heißt die typische Apfelform – das Risiko für Gefäßverkalkung und Herzinfarkt stärker erhöht als eine ähnlich große Fettdemonstration an der Hüfte, die so genannte Reithosen- oder Birnenform.

Dick ist deshalb nicht gleich dick. Seit einigen Jahren weisen Forscher darauf hin, dass die Verteilung des Fettgewebes das kardiovaskuläre Risiko entscheidend beeinflusst und der Grad des Übergewichts allein wenig aussagt. Ärzte der University of Texas in Dallas haben 2007 im Fachblatt *Journal of the American College of Cardiology* darüber berichtet, dass das Verhältnis von Taille zu Hüfte entscheidend dafür ist, wie stark die Herzkranzgefäße verkalken.

Die Kardiologen hatten nahezu 3000 Erwachsene im Alter zwischen 18 und 65 Jahren in ihre Studie einbezogen. Die gesunden Freiwilligen wurden ausführlich medizinisch untersucht. Mittels Computertomographie erfassten die Ärzte den Zustand der Koronararterien. »Unsere Studie zeigt, dass Leute, die um den Bauch herum Fettpolster anlegen, mehr atherosklerotische Ablagerungen haben als diejenigen mit einem niedrigeren Verhältnis von Taille zu Hüfte«, sagt der Internist James de Lemos, der die Studie geleitet hat.

Die im Englischen so bezeichnete *waist-to-hip ratio* (WHR) beträgt für Frauen idealerweise 0,7 und für Männer 0,9. Steigt der Wert und damit der Hüftumfang, droht Gefahr für die Gesundheit – das Risiko für Tumore und Gefäßleiden erhöht sich und die Fruchtbarkeit sinkt. In der aktuellen Studie wurden die Probanden in fünf Gruppen aufsteigend nach ihrer WHR aufgeteilt. Bei den Teilnehmern mit dem schlechtesten Taille-Hüfte-Verhältnis fanden sich mehr als doppelt so oft Kalkablagerungen in den Herzkranzgefäßen als bei denjenigen mit dem niedrigsten Quotienten. Das Risiko für Verkalkungen der Hauptschlagader war sogar dreimal so hoch in der Gruppe mit der höchsten WHR.

»In unseren Dreißigern und Vierzigern legen wir oft zehn, zwölf Zentimeter am Bauch zu«, sagt James de Lemos. »Es ist ein täglicher Kampf, von Mahlzeit zu Mahlzeit, aber er ist es wert. Selbst ein schmaler Rettungsring erhöht das Risiko im Vergleich zu einem flachen Bauch.« Der Body-Mass-Index sei jedenfalls zu ungenau, um das Risiko durch Übergewicht zu bemessen. »Das Verhältnis von Taille zu Hüfte kann einfach gemessen werden. Ein Maßband genügt«, sagt Raimund Erbel vom Westdeutschen Herzzentrum in Essen. »Zudem sagt es mehr aus, als der Body-Mass-Index oder der Taillenumfang allein.« Die Taille wird auf Höhe des Bauchnabels gemessen, die Hüfte an der breitesten Stelle des Beckens.

Dass Fett unterschiedlich gefährlich ist, erklären Forscher durch dessen variable biologische Aktivität. Rund um die Taille ist es offenbar ständig im Umbau und gibt häufiger entzündungsfördernde Eiweißstoffe ab, die Verkalkungen in den Blutgefäßen begünstigen können. Das Fett an der Hüfte ist hingegen stoffwechselträge. »Man muss nicht immer den Teller leer essen«, empfiehlt James de Lemos. »Besser Essen wegwerfen, als es am Bauch anlagern.«

Wie eng die Gewichtsgrenzen gefasst sind, wenn man allein den Body-Mass-Index für die Risikokalkulation zugrunde legt, zeigen ein paar Beispielrechnungen für den BMI: Bei einer Größe von 1,90 Meter würden schon 91 Kilogramm als Übergewicht gelten, ab 109 Kilogramm bestünde Fettleibigkeit. Für 1,80 Meter Größe läge die Spanne des Übergewichts zwischen 81 und 98 Kilogramm, bei 1,70 Metern zwischen 73 und 87 Kilogramm. Wie absurd diese Einteilung ist, wird an den Körpermaßen einiger Spitzensportler deutlich: Schwergewichtsboxweltmeister Wladimir Klitschko (1,98 Meter Größe, 110 Kilogramm) hat einen BMI von 28,1 und würde damit ein Übergewicht aufweisen, das sogar eher zur Fettleibigkeit als zum Normalgewicht tendiert. Sein Bruder Vitali, ehemaliger Boxweltmeister, hätte mit 2,03 Meter Körpergröße und 112 Kilogramm Gewicht ebenfalls Übergewicht bei einem BMI von 27,2. Nun heißt die Boxklasse der beiden nicht umsonst Schwergewicht. Aber auch Torwart-Titan Oliver Kahn, der in der letzten Saison seiner aktiven Zeit bei 1,88 Metern Körpergröße 91 Kilogramm auf die Waage brachte, wäre mit einem BMI von 25,7 schon leicht übergewichtig.

Die Gesundheitsrisiken durch erhöhtes Gewicht werden von' Laien wie Medizinern immer wieder beschworen. Eine große und weit verzweigte Diät- und Lebensmittelindustrie lebt davon, Menschen ein schlechtes Gewissen wegen ein paar überflüssiger Pfunde zu machen. Doch die wissenschaftlichen Belege dafür sind – freundlich ausgedrückt – uneinheitlich, manchmal sogar ausgesprochen dünn. Im Herbst 2007 sind gleich mehrere umfangreiche Studien erschienen, in denen der Einfluss des Gewichts auf verschiedene Krankheiten untersucht wurde.

Forscher der Gesundheitsinstitute der USA (NIH) werteten beispielsweise im Fachblatt *Journal of the American Medical Association* Erhebungen aus, für die von 1971 bis 2004 die Werte von mehr als 2,3 Millionen Erwachsenen erfasst wurden. Ihr Fazit: Menschen, die nach der WHO-Definition Übergewicht mit sich herumschleppen, leben am längsten. »Die Sterblichkeit war bei Untergewicht und Fettleibigkeit erhöht«, sagt Katherine Flegal, die Hauptautorin der Studie. »Unter den Übergewichtigen gab es hingegen weniger Todesfälle als unter den Normalgewichtigen.«

Die Autoren geben verschiedene Gründe dafür an, warum Menschen mit Übergewicht statistisch gesehen offenbar länger leben als die Ranken und Schlanken dieser Welt: Mollige erholen sich anscheinend schneller von Operationen, sie sind weniger anfällig für Infektionen und bei manchen Krankheiten ist ihre Prognose schlicht besser. »Vielleicht liegt es daran, dass Übergewichtige mehr Nahrungsreserven und mehr Muskelmasse haben«, spekuliert Flegal. Die Auswertungen der Wissenschaftler haben ergeben, dass die Gesundheitsrisiken erst ab einem BMI zwischen 29 und 30 stark ansteigen – in anderen Untersuchungen stieg die Gefahr sogar erst mit einem BMI von 32 oder 35. Bei Menschen mit Fettleibigkeit erhöht sich insbesondere die Sterblichkeit aufgrund von Herzinfarkten und Schlaganfällen – nicht aber die durch Krebs.

Britische Daten zeichnen für das Krebsrisiko von Übergewichtigen ein noch differenzierteres Bild. In Großbritannien wurden Teile der »Million Women Study«, in der mehr als eine Million Engländerinnen über Jahre untersucht und beobachtet wurden, ausgewertet und im *British Medical Journal* veröffentlicht. Etwa 1,2 Millionen Frauen zwischen 50 und 64 Jahren wurden von 1996 bis 2001 erfasst und drei Jahre später erneut befragt. Die 2007 veröffentlichten Daten zu Gewicht und Krebs zeigen, dass erst mit einem deutlich erhöhten BMI ab 30 das Risiko von Tumorerkrankungen ansteigt. Dies gilt besonders für Krebs der Speiseröhre, Gebärmutter, Nieren, Bauchspeicheldrüse und des Dickdarms sowie für Leukämien und Lymphome.

Dick und doof:
Wie Vorurteile als Vorsorge kaschiert werden

Doof sein macht dick und Bildung macht schlank. Oder ist es anders zu erklären, dass Menschen mit geringer Bildung im Durchschnitt deutlich dicker sind als jene mit höherem Bildungsgrad? Das zeigte jedenfalls die – was für ein Name – »Nationale Verzehrstudie«, die im Januar 2008 von Bundesverbraucherminister Horst Seehofer (CSU) in Berlin vorgestellt wurde, der dazu an einer Möhre kaute. Niedriger sozialer Status erhöht demzufolge das Risiko für Übergewicht. Oder unverblümter ausgedrückt: Dick und doof gehören zusammen.

In der Untersuchung wurden bundesweit etwa 20 000 Menschen im Alter zwischen 14 und 80 Jahren in 500 Gemeinden zu ihren Ernährungsgewohnheiten befragt. Auffällig war, wie stark sich ein niedriges Haushaltseinkommen, geringere Bildung und damit die Zugehörigkeit zu den unteren sozialen Schichten auf das Gewicht auswirkten. Unter den Männern mit Hauptschulabschluss waren fast 75 Prozent übergewichtig oder sogar fettleibig. Die Männer mit Abitur fielen hingegen nur zu knapp 55 Prozent in diese Gewichtsklasse. Bei den Frauen war der Unterschied noch gravierender: Während nahezu 66 Prozent der Befragten mit Hauptschulabschluss übergewichtig oder adipös, also fettleibig waren, betrug der entsprechende Anteil unter Frauen mit Abitur nur knapp 31 Prozent.

Ähnlich stark wie die Bildung beeinflusst auch das durchschnittliche Haushaltseinkommen das Gewicht. Der niedrigste Anteil stark übergewichtiger, das heißt fettleibiger Frauen und Männer findet sich in Haushalten, in denen das Pro-Kopf-Nettoeinkommen über 2000 Euro pro Monat liegt. Wer weniger zur Verfügung hat, ist dicker – mit der Ausnahme derjenigen, die über nicht einmal 500 Euro im Monat verfügen. Bei diesen Einkünften reicht das Geld wahrscheinlich nicht dazu aus, genügend zu Essen zu bekommen. Mediziner wissen schon länger, dass keine Faktoren das Risiko zu erkranken und früher zu sterben so sehr erhöhen wie Armut und schlechte Bildung.

Auch die Entscheidung, ob auf dem Markt, im Supermarkt oder beim Discounter eingekauft wird, ist stark vom Einkommen und der sozialen Schicht abhängig. Besserverdienende suchen häufiger Wochenmärkte, Lebensmittelfachgeschäfte und Naturkostläden auf. Ein weiteres Ergebnis der Studie ist, dass fast 28 Prozent der Deutschen – die medizinisch umstrittenen – Nahrungsergänzungsmittel oder Vitaminpräparate zu sich nehmen.

Insgesamt hat die Untersuchung ergeben, dass in Deutschland 66 Prozent der Männer und 50,6 Prozent der Frauen als übergewichtig oder fettsüchtig gelten. In diese Kategorien fallen auch bereits 18 Prozent der Jungen und 16 Prozent der Mädchen. 20 Prozent der Bundesbürger sind so dick, dass sie als fettleibig bezeichnet werden.

Außer dem sozialen Status und dem Ausbildungsstand steigt der Anteil der Übergewichtigen mit dem Alter an. Regional gibt es nur wenige Unterschiede in der Gewichtsverteilung; mehr Einfluss hat da schon der Familienstand: Ledige sind zu einem größeren Teil schlanker als Verheiratete, Verwitwete oder Geschiedene.

Was ist los in einem Land, in dem zwei Drittel der Männer und die Hälfte der Frauen als übergewichtig gelten? Man kann es sich einfach machen, die Zahlen so hinnehmen und sie als Beweis für den Kummerspeck einer Wohlstandsgesellschaft verstehen. Tatsächlich geht es hier jedoch offenbar um etwas anderes: In der permanenten Diskussion werden soziale Unterschiede verfestigt und die Dicken als ebenso ungesund wie unterprivilegiert diffamiert. Und der Appell an die Vorsorge geht nicht nur mit – wissenschaftlich fragwürdigen – medizinischen Ermahnungen einher, sondern auch mit dem Aufruf, sich gebildeter und kultivierter – dünner! – zu benehmen.

Diese Tendenzen zeigen sich auch bei der Suche nach den »versteckten Fetten«, zu der Ernährungsexperten wie Politiker in jüngster Zeit immer wieder auffordern. Damit ist natürlich das nicht auf Anhieb sichtbare Fett gemeint, das sich in der Wurst und vielen anderen Nahrungsmitteln versteckt, man könnte die Bezeichnung aber auch als entlarvende Doppeldeutigkeit verstehen: Gesucht werden die Übergewichtigen, die sich in der Gesellschaft verbergen und dazu beitragen, dass die Deutschen im Jahr 2007 nach einigen statistischen Verrenkungen sogar in dem Ruf standen, die dicksten Europäer zu sein. So waren die Ergebnisse der Nationalen Verzehrstudie vom Januar 2008 – die Deutschen sind zu dick, sie essen zu süß, zu salzig, zu fett und vor allem zu viel – nicht überraschender als die stereotypen Ermahnungen und Aufrufe der Politiker und Ernährungsexperten, die folgten: Bewegt euch mehr, esst weniger und gesünder, also nicht so viel Fleisch und Fastfood, mehr Obst und Gemüse.

Die meisten Ernährungsempfehlungen sind wissenschaftlich zwar kaum zu belegen. Doch um die Frage, ob die Deutschen ungesund essen und das überflüssige Fett tatsächlich ihr Leben verkürzt, geht es in der Ernährungsdiskussion auch nur noch vordergründig. Die medizinisch-wissenschaftlichen Debatten darüber, was gesund ist und was nicht, sind nämlich längst untrennbar verbunden mit moralisierenden und pädagogischen Appellen. Die in jeder Hinsicht maßlose Unterschicht soll diszipliniert werden. Nach wertkonservativen Maßstäben heißt das, den Dicken, Armen und Nichtprivilegierten soll nicht nur das Trash-TV abgewöhnt, sondern auch endlich Esskultur beigebracht werden.

Das Prinzip, das sich hinter derartigen Erziehungsmaßnahmen verbirgt, kann man kurz gefasst als »Aktivieren und Demütigen« bezeichnen. Die Aktivierung zeigt sich in Programmen wie »Fit statt Fett« oder »3000 Schritte«. Einem ganzen Land sollen Beine gemacht werden. Derartige Anschubpläne wurden und werden ebenso von den einschlägigen Ministern Renate Künast (Die Grünen) wie Horst Seehofer (CSU) oder Ulla Schmidt (SPD) vorangetrieben. Die Trennlinie zwischen denen, die es nötig haben, und denen, die es verordnen, verläuft nicht zwischen politischen Parteien. Gegenüber stehen sich auf der einen Seite die – zumeist körperlich wohlgeformte – Klasse, die eine gesellschaftliche Meinungsführerschaft beansprucht, und auf der anderen Seite das Ernährungs-Prekariat, das zumeist stimm- und sprachlos ist und wahlweise in Diätratgebern, Kochsendungen oder in Büchern über erfolglose Diäten wie *Moppel-Ich* Trost sucht.

Die Aufgabenverteilung ist klar: Wir da oben belehren euch da unten darüber, was und wie ihr zu essen habt. Darüber zu reden, dass Übergewicht und Fast-Food-Konsum in erster Linie ein soziales Problem darstellen, ist bereits Teil dieser Erziehungsmaßnahme und immer wieder demütigend für die Betroffenen. Die weitaus größere Erniedrigung besteht jedoch darin, dass dicke Menschen durch das ständige Gerede über Gewicht und Gemüse permanent vermittelt bekommen, dass es nicht in Ordnung ist, wie sie sind.

Die Folge dieser ständig beschriebenen Unterscheidung ist nicht weniger als eine gesellschaftliche Spaltung. Die Dicken, das sind, von wenigen Ausnahmen abgesehen, eben gleichzeitig auch die Armen und die Dummen. Längst ist ein wohlgeformtes Embonpoint kein Zeichen von Wohlstand und kommoder Fülle mehr, wie es in einigen mediterranen Ländern noch der Fall ist, sondern ein sozialer Makel. Der Politik, die diesen Diskurs aufnimmt, geht es nicht um medizinische Notwendigkeiten, denn die sind nur bei den extrem Übergewichtigen oder stark Untergewichtigen gegeben, sondern um Handlungen mit reinem Symbolcharakter. Dadurch werden die feinen Unterschiede in der Gesellschaft, wie der französische Soziologe Pierre Bourdieu in seiner gleichnamigen Analyse die Versuche ästhetischer Abgrenzung zwischen den Schichten genannt hat, kaum spürbar, aber kontinuierlich immer weiter vertieft. Aus feinen werden fette Unterschiede.

Gewichtsgegensätze sind in Deutschland daher auch Klassengegensätze. Das hat absurde Folgen: Die einen erörtern beim passenden Wein zur Vorspeise und zwischen den Gesprächen über die letzte Theaterpremiere oder das neueste Buch die Nachteile von Trennkost und mögliche Menüfolgen, die anderen machen sich eine Fertigpizza warm, während sie staunend und von der fremden Welt fasziniert die Koch-Shows im Fernsehen betrachten, in der die Nahrungszubereitung als Kunsthandwerk zelebriert wird.

Ernährungsratschläge:
Wenn Vorsorgeempfehlungen krank machen

Wahrscheinlich müsste man die Ernährungswissenschaften abschaffen und die Menschen endlich in Ruhe essen lassen, worauf sie Lust haben. Denn die permanenten Empfehlungen, sich gesünder zu ernähren, machen die Menschen womöglich nur noch kränker. Dies behaupteten zumindest die Epidemiologen und Gesundheitswissenschaftler Paul Marantz, Elisabeth Bird und Michael Alderman vom Albert Einstein College of Medicine in New York im Fachblatt *American Journal of Preventive Medicine* Ende 2007. »Viele Empfehlungen zur öffentlichen Gesundheitsvorsorge und gesunden Ernährung sind nicht wissenschaftlich fundiert«, bemängeln die Autoren. »So lange man keine Beweise dafür hat, dass etwas schädlich oder nützlich ist, besteht der beste Ernährungsratschlag darin, keine Ernährungsratschläge zu befolgen.«

Die Ernährungsforschung befindet sich in einem permanenten Dilemma, denn sie ist eine Disziplin voller Mängel. Das größte Problem: Ernährungswissenschaften sind methodisch in hohem Maße angreifbar. Kaum eine andere Forschungsrichtung ist so vielen Störfaktoren ausgesetzt – in erster Linie dem

Störfaktor Mensch. Wenn beispielsweise in einer großen Studie untersucht wird, wie sich der Salz-, Kaffee- oder Marmeladenbrotkonsum auf den Blutdruck oder die Hormonspiegel auswirkt, spielt es für das Ergebnis eben nicht nur eine Rolle, wie viel Salz, Kaffee oder Marmelade die Teilnehmer zu sich nehmen. Schließlich kann es ja sein, dass diejenigen, die viel Marmelade essen, auch größere Genießer, sportlichere Menschen, bessere Schläfer und überhaupt glücklicher sind und deswegen ausgeglichene Hormonspiegel und einen milderen Blutdruck aufweisen.

Das liegt dann aber nicht an der Marmelade, sondern an anderen Einflüssen, von denen man einige erfassen, manche aber nicht einmal messen und etliche nur erahnen kann. Berücksichtigen Forscher diese vielen Störfeuer nicht, setzen sie immer wieder abstruse Meldungen in die Welt, wonach Käsekuchen dumm macht, Broccoli Krebs verhindern kann oder der Wein aus einer bestimmten apulischen Südlage die Koronarien freipustet.

Aus diesen methodischen Schwächen folgt leider auch, dass sich die meisten Ernährungsempfehlungen nicht wissenschaftlich seriös belegen lassen. Die von Ärzten seit Jahrzehnten wiederholte Ermahnung, weniger zu salzen, um Herz und Gefäße zu schonen und länger zu leben, ist starken Zweifeln ausgesetzt – zudem kommen 80 Prozent des Salzes im Essen nicht aus dem Streuer, sondern sind in Fertigprodukten und anderen Nahrungsmitteln bereits verarbeitet.

Erst vor kurzem zeigte sich, dass die ständigen Appelle, fettarme Speisen zu sich zu nehmen, eine Kohlenhydrat-Mast begünstigt haben, die offenbar dazu beigetragen hat, dass es immer mehr Diabetiker gibt. So werden in den USA seit den siebziger Jahren regelmäßig vom Gesundheits- und Landwirtschaftsministerium Ernährungsrichtlinien veröffentlicht. In

Deutschland und anderen Industrienationen gibt es ebenfalls zahlreiche Empfehlungen von Ministerien, Fachgesellschaften und anderen Institutionen, wie man gesünder isst. Nach Ansicht der New Yorker Wissenschaftler haben sich die Ernährungsempfehlungen vor allem deswegen so verbreitet, weil sie – wenn sie vielleicht auch nichts nützen – nach allgemeiner Einschätzung wenigstens nicht schaden. »Das ist jedoch ein Irrtum«, sagt Paul Marantz. »Denn ironischerweise scheint sich die Botschaft dieser Empfehlungen durchaus negativ auf unsere Gesundheit auszuwirken – sie ist sogar für das epidemische Übergewicht in unserer Gesellschaft mitverantwortlich.«

Ein Beweis dafür, dass ihre Vermutung richtig ist, sei der ständig wiederholte Ratschlag, dass fettarme Ernährung gesünder sei, schreiben die Forscher. Seit den 1970er-Jahren war in den nationalen Richtlinien der USA immer wieder zu lesen, dass der Fettanteil in der Nahrung reduziert werden müsse, damit die Menschen länger und gesünder leben. Im Jahr 2000 korrigierte sich das Komitee dann zwar selbst und gab zu, dass die Empfehlungen »wohl unklug« waren. Die Low-Fat-Doktrin habe die Menschen nämlich glauben lassen, dass sie sich schon gesund ernährten, wenn sie nur auf fettarme Produkte achteten. In der Folge sei der Kohlenhydratanteil in der Nahrung immer weiter gestiegen und die US-Amerikaner wie auch die Bewohner anderer Industrieländer wären immer dicker geworden – typische Krankheiten waren die Folge. So leiden seit den siebziger Jahren immer mehr Menschen in den wohlhabenden Nationen an Diabetes und Bluthochdruck, was mittelfristig wohl auch wieder zu mehr Herzinfarkten und Schlaganfällen führt.

Marantz, Bird und Aldermann beklagen, dass Ernährungsempfehlungen selten wissenschaftlich ausreichend belegt gewesen seien – und dass Ernährungsforscher oftmals wenig über das wissen, was sie zu untersuchen vorgeben. Sie zitieren etwa aus der US-Richtlinie von 1990, wonach weniger als 30 Prozent der Kalorienmenge mit Fett bestritten werden sollten. Nach der Empfehlung folgt aber sofort die Einschränkung der Richtlinien-Autoren: »Es gibt unterschiedliche Einschätzungen darüber, welche Empfehlungen die richtigen sind, damit Amerikaner gesund bleiben.«

»Es stimmt, die besten Ernährungsstudien sind methodisch nicht so gut wie etwa die Arzneistudien«, sagt der Ernährungsexperte Stephen Woolf von der Universität Richmond. »Doch statt die Ernährungsforschung zum Sündenbock für Übergewicht zu machen, sollten besser die wahren Ursachen angegangen werden, etwa Armut und ein ungesundes Umfeld.«

Schon 2006 konnten Gesundheitsapostel irritiert sein. Wer schon zum Frühstück gerne Speckeier isst und auch sonst deftige Hausmannskost bevorzugt, konnte sich hingegen bestätigt fühlen. Amerikanische Mediziner und Ernährungsexperten zeigten seinerzeit im *Journal of the American Medical Association*, dass weniger Fett im Essen offenbar nicht zu weniger Krankheiten führt. Anscheinend ist es für die Gesundheit gleichgültig, ob der gesamte Fettanteil in der Nahrung eher satte 40 oder doch nur magere 20 Prozent beträgt.

»Das ist schon überraschend spektakulär«, sagte Gerd Assmann, Experte für Fettstoffwechselstörungen an der Universität Münster, zu den Ergebnissen. »Man hätte einen deutlich größeren positiven Effekt bei dieser Ernährungsumstellung erwartet.« Immerhin haben die Wissenschaftler fast 50 000 Frauen durchschnittlich acht Jahre lang beobachtet. Demnach verringerte sich ihr Risiko, Krankheiten wie Herzinfarkt, Schlaganfall, Brustkrebs und Dickdarmkrebs zu erleiden, nicht, wenn der Fettanteil in der Nahrung dauerhaft gesenkt wurde. Einziger positiver Effekt der verordneten Magerkost: Das Gewicht der korpulenten Teilnehmerinnen sank um durchschnittlich zwei Kilogramm.

Die Frauen im Alter zwischen 50 und 79 Jahren wurden seit 1993 für die Untersuchung rekrutiert. 40 Prozent von ihnen sollten eine fettarme Diät befolgen. Zudem standen mehr Obst, mehr Gemüse und auch mehr Getreideprodukte auf ihrem Speiseplan. Die anderen 60 Prozent hielten hingegen ihre von keinerlei Enthaltsamkeit getrübten Ernährungsgewohnheiten bei. Während der Studie gelang es den Teilnehmerinnen in der Diätgruppe tatsächlich, zunächst nur 24 Prozent, später 29 Prozent ihres täglichen Energiebedarfs durch Fett zu decken. Die Frauen in der Vergleichsgruppe nahmen hingegen Nahrung mit einem durchschnittlichen Fettanteil von 40 Prozent zu sich.

Die jahrelange fettarme Fron zahlte sich indes nicht aus. Denn der weitgehende Verzicht auf Sahne, Schmalz und Schweinefleisch zugunsten von Obst, Müsli und anderen gesünderen Nahrungsmitteln führte nicht dazu, dass die Frauen, die Diät hielten, häufiger von Krankheiten verschont blieben. Denn Herzinfarkt, Schlaganfall, Gefäßverkalkung, Brustkrebs, Dickdarmkrebs – alles Leiden, die mit einer fettreichen Ernährung in Verbindung gebracht werden – traten in den beiden Gruppen ähnlich häufig auf.

»Nur weniger Fett zu essen ist zu wenig, um gesund zu leben«, sagt Matthias Schulze vom Deutschen Institut für Ernährungsforschung in Potsdam-Rehbrücke. Von den Verbrauchern werde mehr verlangt: »Es kommt auf die Qualität des Fetts an, nicht auf die Quantität.« Gesunde Fettquellen seien pflanzliche Öle aus Oliven und Raps mit ungesättigten Fettsäuren – und natürlich Fisch. »Zudem gibt es genügend Beweise, dass viel Obst, Gemüse und Vollkornprodukte gesund sind«, sagt Schulze.

»Eine herzgesunde Ernährung muss nicht besonders fettarm sein«, sagt auch Gerd Assmann. »Von den gesunden Fetten sollten wir sogar mehr essen, als wir es gegenwärtig tun.« Die mediterrane Kost, die von Ernährungswissenschaftlern empfohlen wird, ist auch nicht besonders fettarm. »Vielmehr enthält sie die richtigen Fette«, sagt Assmann.

Tatsächlich sind Ernährungsempfehlungen oft widersprüchlich. Auf der Homepage der Deutschen Gesellschaft für Ernährung (DGE) wird etwa in der »5 am Tag«-Kampagne dazu geraten, fünfmal am Tag Obst oder Gemüse zu essen. »Für konkrete Zufuhrempfehlungen oder Bedarfsangaben fehlen derzeit noch die wissenschaftlichen Grundlagen«, ist jedoch ein paar Zeilen weiter zu lesen. 2005 hatten Ernährungsforscher eingestehen müssen, dass der behauptete Schutz vor manchen Krebserkrankungen durch Obst und Gemüse nicht so ausgeprägt sei, wie zuvor behauptet wurde. Es zeigte sich, dass Menschen, die mehr Obst und Gemüse aßen, sich auch gesundheitsbewusster verhielten, so dass der Einfluss der Ernährung kaum abgeschätzt werden konnte.

»Die Ernährungswissenschaften sind in einer bemitleidenswerten Lage«, sagt Gerd Antes vom Deutschen Cochrane-Zentrum in Freiburg, das die Qualität wissenschaftlicher Untersuchungen bewertet. »Studien in diesem Bereich sind von vielen unbekannten oder kaum messbaren Einflüssen abhängig. Deswegen gibt es immer wieder völlig widersprüchliche Ergebnisse in der Ernährungsforschung.«

Fragwürdiger Verzicht:
Mythen rund ums Fasten und Entschlacken

Kanalarbeiter und Installateure haben in Deutschland offenbar einen nicht zu überschätzenden Einfluss. Anders ist es kaum zu erklären, warum sich der Glaube daran, dass man seinen Körper »entschlacken« kann, so hartnäckig hält. Vernunftbegabte Erwachsene traktieren sich mit Einläufen, flößen sich grässliche Entschlackungstees, -säfte und andere Abführmittel ein und bereiten sich auch spirituell auf die große Leere vor. Sie glauben, damit sinnvolle medizinische Vorsorge betreiben zu können.

Nur: Was und wie entschlackt werden soll, bleibt unklar. Angeblich sind Schlacken lästige Abfallprodukte des Stoffwechsels, die sich im Körper ablagern und dort alles Übel dieser Welt hervorrufen können – von Übergewicht, Rheuma und etlichen Zivilisationsleiden bis hin zu Gicht. Das Konzept hat allerdings einen Schönheitsfehler: Was unter Entschlackung zu verstehen ist, kann niemand beantworten. Keinem Forscher ist es bisher gelungen, Schlacken im Körper oder im Labor nachzuweisen.

»Der Glaube an die Entschlackung ist ein absolutes Steinzeitkonzept«, sagt Martin Reincke, Leiter der Klinik für Innere Medizin an der Ludwig-Maximilians-Universität München. »Die einzige Entschlackung, die medizinisch zu empfehlen ist, müsste im Kopf stattfinden – das heißt, sich von dieser Vorstellung zu lösen.« Wenn man als Internist in den Körper sehe, erblicke man ein wunderschönes, funktionsfähiges Verdauungssystem, »von Schlacken kann da keine Rede sein«, sagt Reincke. Auch die Deutsche Gesellschaft für Ernährung (DGE) teilt lapidar mit: »Im Stoffwechsel des Menschen fallen keine Schlackenstoffe an. Der Organismus scheidet Endprodukte des Stoffwechsels über Niere, Darm, Lunge oder Haut aus.«

Die Propheten und Nutznießer von Entschlackungskuren stört das nicht. Die bildliche Vorstellung von der Entschlackung scheint so überzeugend zu sein, dass sich damit viel Geld verdienen lässt. Dabei sind weder Darm noch Blutgefäße wie Abwasserleitungen beschaffen, die sich durchpusten und reinigen lassen. Der Befehl »Abfluss frei!« mag im heimischen Badezimmer Wirkung zeigen, im Körper funktioniert er nicht.

Im Gegenteil: Der Darm beinhaltet Abermillionen von Zotten, die zur Nahrungs- und Flüssigkeitsaufnahme lebensnotwendig sind. Zudem wird er von Milliarden Bakterien besiedelt, die für die Verdauung unverzichtbar sind. Würden mittels rabiater Reinigung die Zotten und Mikroorganismen entfernt, hätte das fatale Folgen. Auch die Blutgefäße sind keine starren Rohre, die sich mit der Zeit wie eine Wasserleitung zusetzen und wieder blank geputzt werden können. Blutgefäße sind elastisch, können sich weiten und zusammenziehen und so die Menge des Blutflusses regulieren. Zwar können sich in den Blutgefäßen sogenannte »Plaques« bilden. Aus abgestorbenen Blutzellen und Cholesterinkristallen formen sich Ablagerungen in den Gefäßen, die verkalken können. Doch auch sie sind nicht mit einem Entschlackungstee oder anderen »reinigenden« Maßnahmen zu entfernen.

Der Glaube an die körperliche Reinigung erhöht die Entschlackung zu einer quasi-religiösen Läuterung. Die Vorstellung, sich von schädlichem Ballast zu befreien und sich »von innen heraus« zu säubern, trägt dazu bei, wenn sich Menschen nach Entschlackungskuren besser fühlen. Diese seelische Zugabe ist auch beim Fasten wichtig, das seit Jahrhunderten in vielen Religionen gepflegt wird.

Wenn während des Fastens weiterhin wichtige Nahrungsbestandteile zugeführt werden, sind die Risiken gering. Totales Fasten kann jedoch gefährlich werden: Die Nieren sind dann stärker belastet; Nierensteine bilden sich schneller. Es kann leichter zu Kreislaufstörungen, Herzrhythmusstörungen und Schwindel kommen. Wer zuvor erhöhte Harnsäurewerte im Blut aufweist, kann durch Fasten einen Gichtanfall auslösen. Unterzuckerungen treten häufiger auf, die sich als Zittern,

58

Schwitzen oder Unruhe zeigen. Muskelkrämpfe, Sehstörungen und ein Hexenschuss sind bei komplettem Nahrungsentzug ebenfalls häufiger. Bei hohen Eiweißverlusten während der ersten Fastentage ist der Herzmuskel in Gefahr. Aus diesen Gründen kann totales Fasten nicht empfohlen werden. »Wenn zu lange gefastet wird oder Kinder, Kranke und Normalgewichtige fasten, kann der Angriff auf die Energiereserven gefährlich werden. Auch bei kurzzeitigem Fasten können Probleme auftreten«, warnt die DGE.

Natürlich gibt es Menschen, die sich nach Fastenkuren leichter, reiner und befreiter fühlen. Das liegt dann eher an den Heilserwartungen, die Fastenfreunde hegen, womöglich auch an Kreislaufstörungen und Schwindelgefühlen. Eine zeitweise eingeschränkte Gehirndurchblutung kann schon mal euphorische Gefühle auslösen. »Fasten ist aber nicht geeignet, um langfristig Gewicht zu verlieren«, sagt Internist und Ernährungsexperte Reincke. »Es hat sogar einen ungünstigen Effekt, denn die starke Gegenregulation des Körpers führt dazu, dass die Kilos schneller wieder drauf sind.«

Das Cholesterinrätsel

Auch Mediziner kämpfen gegen eine Achse des Bösen. Seit Jahren schon haben sie Bluthochdruck, Übergewicht und Diabetes als diejenigen Feinde ausgemacht, die zu einem jähen Verschluss der Arterien in Herz und Hirn führen können. Infarkt und Schlaganfall sind die Folge. Eine besondere Schurkenrolle hat in dieser ärztlichen Weltsicht zweifellos das Cholesterin inne. Seit Wissenschaftler den Bösewicht aus der Fettecke als Risikofaktor für vorzeitige Gefäßverstopfung identifiziert haben, wird das Cholesterin heftig bekämpft.

Die Angst um das Herz wird auch in der Hierarchie der medizinischen Disziplinen deutlich. Die Deutschen haben eine große Vorliebe für den pumpenden Hohlmuskel: Während in Frankreich nicht von ungefähr Leberspezialisten das höchste Ansehen genießen, gelten in Deutschland noch immer Kardiologen und Herzchirurgen als die Krone der Heilkunde.

Herz, was willst du mehr! Schließlich hat sich auch das Publikum nach Jahren der Aufklärung bereitwillig die Lehre von der Herzgesundheit zueigen gemacht – wehret den Anfängen der Gefäßverkalkung! Zwar ist der Zusammenhang zwischen Blutfettspiegel und Herzinfarkt spätestens seit 1948 bekannt. Doch zunächst mussten die Deutschen nach tausendjährigem Darben ja wieder richtig satt werden. Spätestens in den 70er-Jahren wurde dann nach Wirtschaftswunder und üppigen Fleischspeisen mit schweren Saucen das Cholesterin auch im Bewusstsein der Öffentlichkeit als prominentester unter inzwischen mehr als zweihundert Risikofaktoren im Kampf gegen den Herztod ausgemacht.

Die Entscheidung zwischen Butter oder Margarine wurde bald zur Schicksalsfrage. Man holte Teile des Chemieunterrichts nach und interessierte sich plötzlich für gesättigte und ungesättigte Fettsäuren. Dieses kleine Einmaleins aus der Fettecke begleitete einen ebenso wie die mühsam erlernte Unterscheidung zwischen dem »guten« (HDL) und dem »bösen« (LDL) Cholesterin.

Der Skandal um den Fettsenker Lipobay erinnerte 2001 wieder an die noch nicht allzu weit zurückliegenden Zeiten, als jeder Routinebesuch beim Hausarzt mit der bangen Frage nach dem Blutfettspiegel begann. Der Mythos Cholesterin hatte sich in den Köpfen festgesetzt. Das für Hormonproduktion und Zellstoffwechsel lebenswichtige Fettmolekül taugte als idealer Indikator, um persönliche Verfehlungen und zivilisatorische

Exzesse zu bemessen. Übergewicht und Bewegungsmangel ließen sich ebenso mit der Cholesterinkonzentration in Verbindung bringen wie ballaststoffarme Ernährung und Alkoholkonsum. Der Bösewicht war identifiziert – darüber wurde fast vergessen, dass Cholesterin eine körpereigene Substanz ist, ohne die etliche Stoffwechselvorgänge nicht funktionieren.

Gegen die wie ein Damoklesschwert drohende Gefäßverkalkung wurden alsbald probate Mittel gefunden. Apotheker baten vorsorglich zum Cholesterin-Schnelltest, und mit der Lebensmittelaufschrift »cholesterinfrei« sollte den Konsumenten der Ablass jedweder Diätsünden suggeriert werden. Aber nicht nur auf Käse, Wurst und Eierspeisen prangte das vermeintlich herzschonende Zertifikat. Sogar Obst und Gemüse, die von Natur aus cholesterinarm sind, zierte im internationalen Übereifer das Gütesiegel »cholesterol-free«.

Mit der Gewöhnung an den fetthaltigen Krankmacher in Körper und Blut änderte sich auch die Einschätzung der Folgen. Bis in die 8oer-Jahre war der Herzinfarkt noch eine Erkrankung, von der man – sozial hoch geachtet – durch ein Übermaß bürgerlicher Tugenden (»Managerkrankheit«) oder eben als Strafe für fehlende Selbstdisziplin (»Wohlstandskrankheit«) dahingerafft wurde. Mit dem Hedonismus der 8oer-Jahre kam jedoch die Erkenntnis, dass der mündige Mitbürger selbst etwas für sein Herz tun konnte – und folglich auch selbst dafür Verantwortung trug, wenn die Arterien vorzeitig dichtmachen. Auf die Joggingwelle folgte die Entdeckung neuer »kardioprotektiver« Sportarten wie Walking, Spinning und Aerobic. Ein ganzes Volk begann, sein Fett wegzuschmelzen. Dem äußeren Ideal des Waschbrettbauchs entsprach die Vorstellung entsprechender innerer Werte: niedrige Cholesterinspiegel und dazu Koronarien glatt wie bei einem Säugling.

Dann wurden die Ernährungsgewohnheiten der Mittelmeerländer entdeckt – man speiste provenzalisch und entdeckte die herzerfrischenden und -schonenden Wirkungen gut gelagerter Rotweine. Die Lebenslust der Toskana-Fraktion und die protestantische Ethik schuldgeplagter Diätsünder gingen auf der Suche nach dem idealen Cholesterinspiegel erstaunliche Koalitionen ein. Die Werbeindustrie hat diesen ideologischen Spagat kongenial erkannt: Ich will so bleiben, wie ich bin. Du darfst.

All dies hat dazu geführt, dass der Herzinfarkt heute kein so hohes Sozialprestige hat wie noch vor 15, 20 Jahren – außerdem erleiden ihn Arbeiter häufiger als die ach so stressgeplagten Führungskräfte. Aus dem ehedem hoch geachteten »Herzschlag« als Heldentod der Leistungselite ist inzwischen eine Krankheit derjenigen geworden, die sich falsch ernähren oder den Fitness-Boom verschlafen haben – kurz: die nicht vorsorgen.

Die Schurkenrolle ist dem Cholesterin im kollektiven Bewusstsein so eingeschrieben, dass auch gelegentliche wissenschaftliche Zweifel daran nichts ändern. Ende der 90er-Jahre kam beispielsweise die Hypothese auf, dass Herzinfarkt auf Basis einer Gefäßentzündung durch das Bakterium Chlamydia pneumoniae entstehe und der Einfluss der Fettwerte überschätzt werde. Die These »Infarkt durch Infekt« ließ sich bis heute weder eindeutig be- noch widerlegen. Doch können Mediziner auch ein Cholesterinparadox nicht erklären: Zwar ist unbestritten, dass erhöhte Konzentrationen auch zu einem gesteigerten Risiko für Infarkt und Schlaganfall führen – andererseits fällt der lebensverlängernde Effekt längst nicht so deutlich aus, wenn der Cholesterinspiegel gesenkt wird.

Und dann ist da noch das Rätsel mit dem Alter. Ab 70, 75 Jahren scheint ein erhöhter Cholesterinspiegel nicht mehr besonders schädlich zu sein. Im Gegenteil: Studien haben ergeben, dass alte Menschen mit niedrigen Cholesterinwerten früher sterben und selbstmordgefährdeter sind. Je höher das Cholesterin im Alter, desto größer die Lebenserwartung. Kein Grund also, Oma auf Diät zu setzen oder ihr die Sahne auf der Torte zu missgönnen.

Die Ungereimtheiten beim Thema Cholesterin haben dazu geführt, dass seit Jahren um den richtigen Grenzwert gestritten wird. Früher galten 220 bis 250 Milligramm pro Deziliter als Obergrenzen, mittlerweile fordern manche Fachgesellschaften schon Werte von unter 200 Milligramm. Demnach hätten weit mehr als drei Viertel aller erwachsenen Deutschen zu hohe Werte. Wird hier der Durchschnitt pathologisiert und ein Volk krank geredet? In jedem Fall führt es dazu, dass sich die fettsenkenden Medikamente seit 1988 unter den Top Ten der meistverkauften Arzneimittel behaupten.

Menschen, die einen Herzinfarkt erleiden, haben zwar oft hohe Cholesterin-Werte. Ärzte, Labormediziner und Pharmaindustrie haben aus dieser Tatsache ein paar schlichte, auf den ersten Blick einleuchtende Schlussfolgerungen abgeleitet: Hohes Cholesterin ist ungesund. Niedriges Cholesterin ist gesund. Demnach trägt es zum Wohlergehen der Bevölkerung bei, wenn das Cholesterin bei möglichst vielen Menschen gesenkt wird – nach dem Motto: Viel hilft viel.

So einfach ist es jedoch leider nicht. Nicht nur, dass die Hälfte aller Herzinfarktpatienten Cholesterinwerte aufweist, die nicht erhöht sind. Immer wieder kommt es zudem vor, dass Herzkranzgefäße von Patienten mit erhöhten Blutfetten untersucht werden und dann unverkalkte und elastische Adern zu sehen sind.

Als ob dies die Vorbeugung von Infarkt und Schlaganfall nicht schon kompliziert genug machen würde, zeigte eine Untersuchung im Fachblatt *Journal of the American Medical*

Association im Frühjahr 2008 zudem, dass eine aggressive Cholesterinsenkung den Patienten kaum Vorteile brachte. Für Anhänger einer starken Cholesterindämpfung sind diese Ergebnisse irritierend. Fast 500 Diabetiker in den USA wurden behandelt; bei der Hälfte wurde das »böse« LDL-Cholesterin auf unter 70 Milligramm pro Deziliter und der systolische Blutdruck auf unter 115 Millimeter-Quecksilbersäule gesenkt. In der anderen Behandlungsgruppe gaben sich die Ärzte hingegen zufrieden, wenn das LDL-Cholesterin bei unter 100 und der Blutdruck bei unter 130 lag.

Unter der intensiven Therapie verdickte sich die Innenwand der Halsschlagader zwar nicht so stark und auch der Herzmuskel blieb besser in Form als in der Vergleichsgruppe. Überraschenderweise führten diese Unterschiede jedoch nicht zu unterschiedlich häufigen Beschwerden. Im Untersuchungszeitraum von 2003 bis 2007 hatten die Diabetiker in beiden Gruppen ähnlich viele Infarkte und Angina-Pektoris-Anfälle. »Die Erkrankung der Kranzgefäße ist in der Gruppe mit gemäßigter Behandlung weniger fortgeschritten, als wir erwartet haben«, sagt Studienleiterin Barbara Howard. »Vielleicht ist die aggressivere Therapie gar nicht günstiger für Patienten.«

Eric Peterson und Tracy Wang von der Duke University in North Carolina betonen, welche unterschiedlichen – und komplett gegensätzlichen – Schlussfolgerungen aus der Studie gezogen werden können: »Für Cholesterin-Gläubige bestätigt die Arbeit, dass die aggressive Behandlung von Fettwerten und Hochdruck sich günstig auf ›frühe Marker‹ der Erkrankung auswirkt«, sagen die Mediziner. Mit längerer Studiendauer, so die Hoffnung, werde die Therapie mit einem Behandlungserfolg einhergehen. Bewiesen ist das aber nicht. Deswegen gilt genauso, wie Peterson und Wang argumentieren, dass »aus Sicht der therapeutischen Nihilisten hier Hochrisikopatienten mit Diabetes unter idealen Umständen behandelt wurden – und trotz dreijähriger Studiendauer konnte kein Nutzen nachgewiesen werden«. Im Gegenteil, der aggressivere Ansatz habe es erforderlich gemacht, mehr Medikamente zu höheren Kosten aufzubieten und das Risiko von mehr Nebenwirkungen einzugehen.

Die aggressive Cholesterinsenkung war zuletzt immer wieder in die Kritik geraten. Eine Studie unter Beteiligung der Pharmafirmen Merck und Schering-Plough hatte ergeben, dass die Senkung des LDL-Cholesterins mit einer neuen Arzneikombination aus Simvastatin und Ezetimib keine Vorteile gegenüber der herkömmlichen Senkung mit Simvastatin allein brachte. Im *New England Journal of Medicine* ist die Untersuchung im Januar 2008 endlich veröffentlicht worden. Zuvor hatte es Vorwürfe gegen die Arzneimittelhersteller gegeben, die Ergebnisse aus ökonomischen Gründen zu lange zurückgehalten zu haben – die Studie war nämlich seit April 2006 beendet und das Kombipräparat bis dahin ein echter Blockbuster.

In Deutschland wurde das Arznei-Duo seit dem Jahr 2004 unter dem Namen Inegy vertrieben. In den USA wurden im Jahr 2006 etwa 34 Millionen Verordnungen für das Präparat ausgestellt, in Deutschland etwa 800 000 Rezepte im Jahr 2007. »Dabei ist der therapeutische Nutzen dieser Kombination keineswegs unumstritten«, schreibt der Pharmakologe Gerd Glaeske im Arzneimittelreport 2007. Glaeske bezeichnete den Aufstieg von Inegy auf Platz 16 der umsatzstärksten Medikamente als »auffälliges Ärgernis«. Der Bremer Gesundheitswissenschaftler Norbert Schmacke sagt: »Man fragt sich, wie lange Arzneimittel noch in den Markt gelangen können, ohne dass ihr Nutzen für Patienten belegt ist.«

Die 2008 veröffentlichte Studie bestätigte die Kritiker: Bei 720 Patienten mit schwerer Fettstoffwechselstörung wurde das

LDL-Cholesterin mit der Kombi-Therapie zwar auf 141 Milligramm pro Deziliter gesenkt – im Vergleich zu 193 Milligramm bei einer Therapie mit Simvastatin allein. Die Wanddicke der Halsschlagader und die Häufigkeit der Zwischenfälle nahmen jedoch in beiden Gruppen ähnlich stark zu. Als die Ergebnisse im Januar eine Woche vor der Fachveröffentlichung bekannt wurden, sank der Börsenkurs von Merck um 15 Prozent, der von Schering-Plough sogar um 26 Prozent.

»Diese anscheinend sauber durchgeführte Studie widerspricht dramatisch unseren Erwartungen«, schrieben die Mediziner Greg Brown und Allen Taylor. Auch die Herausgeber des *New England Journal of Medicine* waren erstaunt darüber, dass sich die Atherosklerose trotz so unterschiedlicher Cholesterin-Werte in beiden Gruppen ähnlich entwickelte. »Dieses Paradox steht völlig quer zu unserem traditionellen Verständnis von LDL-Cholesterin und Atherosklerose«, schrieb das Team um Gregory Curfman. Den Patienten rieten die Mediziner vorerst, »ihre Anstrengungen zu verdoppeln, auf ihre Ernährung zu achten und regelmäßig Sport zu treiben«.

Schon 2005 hatten skandinavische Mediziner entdeckt, dass die aggressive Senkung der Blutfette auf besonders niedrige Werte Herzpatienten offenbar kaum einen zusätzlichen Nutzen bringt. Da diese Ergebnisse seinerzeit auf dem weltgrößten Kardiologenkongress in den USA vorgestellt wurden, hatte auch das renommierte *Journal of the American Medical Association* die Publikation der Daten damals vorgezogen. In der Studie wurden über einen Zeitraum von fünf Jahren 8888 Patienten untersucht, die bereits einen Herzinfarkt hatten. Die Hälfte bekam hoch dosiert den Fettsenker Atorvastatin (Sortis). Die andere Hälfte den Fettsenker Simvastatin (Zocor) in geringerer Dosis.

Der Vergleich der beiden Therapien ergab in vielen für die

Patienten wichtigen Punkten allerdings kaum Unterschiede: Zwar wurde das LDL-Cholesterin mit der höheren Arzneidosis auch deutlich stärker gesenkt. Daraus resultierten aber weder weniger Todesfälle durch Infarkt, noch gab es weniger Herzanfälle, die die Patienten überlebten.

Mittlerweile sind Studien mit Daten von insgesamt mehreren Tausend Patienten erschienen, die vergeblich einen deutlichen Vorteil der starken Cholesterinsenkung nachzuweisen versuchten. Peter Sawicki vom Institut für Qualität und Wirtschaftlichkeit im Gesundheitswesen kommt deshalb zu dem Fazit: »Umstritten ist, ob und inwieweit die Senkung des LDL-Cholesterins den Gesundheitszustand positiv beeinflusst.«

Diese Widersprüche rund ums Cholesterin irritieren die Mediziner. In jüngster Zeit mussten sie wiederholt eingestehen, dass der Nutzen der Fettsenkung offenbar längst nicht so groß ist wie erhofft. Hinzu kommt, dass noch nicht nachgewiesen ist, ob die Schaden-Nutzen-Bilanz bei allen Cholesterinsenkern tatsächlich positiv ausfällt. Nur weil der Fettwert im Blut sinkt, bedeutet dies nicht automatisch ein gesünderes oder gar längeres Leben.

Erhöhte Fettwerte im Blut tun nicht weh, werden aber immer häufiger medikamentös gesenkt und für die Erkrankung selbst gehalten. Die strengen Cholesterin-Grenzwerte der Kardiologen würden die Mehrzahl der Erwachsenen hierzulande zu Patienten machen. Dabei zeigen die jüngsten Studien zur Fettsenkung: Der Zusammenhang zwischen erhöhten Risikofaktoren und Gesundheit beruht nicht auf dem simplen Schema von Gut und Böse.

Falsche Vorsorge mit Brausepulver:
die Vitaminlüge

Als Horst Heldt im Interview der Zeitschrift *Kicker* gefragt wurde, woran er glaube, antwortete der frühere Fußballprofi und heutige Manager des VfB Stuttgart: »An die fünf lebenswichtigen Bausteine in Nutella«. In der Tat beeinflussen Glaube und Weltanschauung stärker als alle wissenschaftlichen Beweise, was Menschen neben den üblichen Lebensmitteln zu sich nehmen. Besonders populär sind in Deutschland und anderen Industrieländern Nahrungsergänzungsmittel in Form von Pulvern, Pillen und Säften.

Allerhand Wunderdinge dürfen den Vitaminen, Mineralstoffen oder Spurenelementen ungeprüft nachgesagt werden. Glaubt man der Werbung, halten die Zusatzpräparate die Arterien elastisch und schützen vor Verkalkung, verhindern Krebs und stärken die geistige Leistungskraft. Zusätzlich helfen Vitamine aus der Dose angeblich gegen Ermattung, bauen das Immunsystem auf und wehren so Infektionen ab. Zudem, so die Annahme, verleihen sie Spannkraft und Vitalität – das suggeriert ja schließlich schon der Name, der sich aus »Vita«, Leben, und »Amin«, Eiweißstoff, zusammensetzt. Ein Jungbrunnen in der Brausetablette.

Nahe liegend wäre es ja. Schließlich ist unbestritten, dass Vitamine, die in Obst, Gemüse, Getreide und Fleisch enthalten sind, nicht nur gesund, sondern sogar lebensnotwendig sind. Der Körper braucht die Substanzen mit der komplizierten Struktur für Stoffwechsel-, Reparatur- und Aufbauvorgänge. Er kann Vitamine nicht selbst herstellen, sie müssen ihm zugeführt werden. Vitamine helfen, die Knochen zu härten und die Sehkraft zu stärken. Vitamine regulieren die Blutgerinnung, stimulieren das Längenwachstum ebenso wie die Spermienproduktion. Sie befeuern den Stoffwechsel und machen gressive Sauerstoffmoleküle, die freien Radikale, unschädlich. Meistens erledigen Vitamine diese Aufgaben als Helfershelfer im Hintergrund. Sie stimulieren die notwendigen chemischen Prozesse. Ohne sie liefe im Körper nichts.

Nur: Alle diese lebenswichtigen Wirkungen entfalten lediglich diejenigen Vitamine, die in pflanzlichen oder tierischen Produkten enthalten sind. Vitaminzusätze erfüllen diese Funktion nicht, egal ob es sich um Einzel- oder Multivitaminpräparate, um Tabletten, Pulver oder Säfte handelt. »In einem Apfel sind schätzungsweise tausend Substanzen enthalten, und wir kennen noch nicht alle«, sagt Ulrich Oltersdorf von der Bundesforschungsanstalt für Ernährung in Karlsruhe. »Das Vitaminpräparat ist nur ein Stoff. Unser Körper braucht jedoch das Zusammenspiel aller Stoffe.«

Der Glaube an den Nutzen der synthetischen Präparate ist dennoch ungebrochen. Viele Vitamingläubige berufen sich auf Linus Pauling. Nicht die doppelte Menge des weißen Pulvers nahm der zweifache Nobelpreisträger zu sich, sondern das Zehn- bis Hundertfache. Mit dieser täglichen Überdosis Vitamin C wollte er 100 Jahre alt werden.

Das widersprach damals und widerspricht noch heute allen Empfehlungen: Ernährungsexperten, Verbraucherschützer und Arzneimittelkommissionen sind sich einig, dass 80 bis 100 Milligramm Vitamin C den Tagesbedarf decken. Bei Kindern liegt die empfohlene Menge etwas darunter. Raucher, Schwangere und stillende Mütter benötigen etwas mehr, maximal jedoch 150 Milligramm pro Tag. Bei durchschnittlicher gemischter Kost wird dieser Bedarf mit der Nahrung gedeckt. Doch Linus Pauling schluckte das Vitamin C gleich grammweise.

Pauling wurde für seine Forschung an Proteinen und am Erbmolekül verehrt, Albert Einstein bezeichnete ihn als »echten Genius«. Für seine in den Sechzigerjahren aufgestellte »Vitamintheorie« und die von ihm begründete »orthomolekulare Medizin«, die hoch dosierte Vitamine propagierte, erntete er unter seriösen Wissenschaftlern jedoch nur Kopfschütteln. Schließlich war damals schon bekannt, dass gesunde Menschen, die sich normal ernähren, nicht fürchten müssen, einen Mangel an Vitaminen zu erleiden. Mit Vitamin C sind die Menschen in den Industrienationen sogar überversorgt. Skorbut, Rachitis, Beriberi und andere Mangelerscheinungen sind keine Bedrohung in Ländern, in denen die Menschen genug zu essen haben.

Für die Wirkung ist es auch egal, ob die Präparate als »synthetische« oder »natürliche« Vitamine angepriesen werden. »Chemisch bedeuten die Begriffe synthetisch und natürlich bei den meisten Vitaminen das Gleiche«, sagt der Göttinger Ernährungswissenschaftler Volker Pudel. »Und für die Wirkung macht es keinen Unterschied.« Warum aber nun das Original aus der Natur wirkt, die Substanzen aus der Packung hingegen nicht, können Wissenschaftler noch nicht erklären. Entweder ist die Zusammensetzung und Konzentration der Vitamine nur dann optimal, wenn sie aus pflanzlichen oder tierischen Lebensmitteln aufgenommen werden. Oder es gibt noch andere, nicht näher bestimmte Bestandteile in Obst, Gemüse, Getreide und Fleisch, die notwendig sind, damit Vitamine die Gesundheit fördern. »Nur aus ganzem Leben entsteht neues Leben«, sagt Oltersdorf ein wenig pathetisch. Für eine ausgewogene Ernährung sind Brausetabletten jedenfalls kein Ersatz.

Drei Orangen enthalten genug Vitamin C für einen ganzen Tag. Wer dieses Limit ständig mit Pulver überschreitet, riskiert hingegen Nierensteine. Blaubeeren sind reich an Kalzium und Karotin, das ihnen Farbe verleiht. Und an Vitamin C: 300 Gramm Beeren sind genug für einen Tag. Am populärsten ist

Vitamin C. 150 Gramm Erdbeeren, und der Körper hat genug Vitamin C für den Tag. Kalzium und ein bisschen Zink gibt's obendrein dazu.

Im Reagenzglas beobachten Forscher zwar immer wieder, dass Vitaminzusätze positiv wirken. Dabei werden allerdings nur isolierte Effekte der Vitamine auf Zellen, auf chemische Reaktionen oder simulierte Stoffwechselprozesse untersucht. Die Hersteller übertragen diese Ergebnisse oft ungeprüft und unbewiesen auf die Wirkung bei Menschen und schüren mit blumigen Versprechen ungerechtfertigte Heilserwartungen. »Wenn der Nutzen der Vitaminzusätze so eindeutig wäre, wie immer behauptet wird, müssten die vielen Studien der Industrie längst klare Belege dafür liefern«, sagt Gerd Antes, der das Deutsche Cochrane-Zentrum in Freiburg leitet. »Die fehlen allerdings bisher.«

»Verbraucher werden in die Irre geführt«, sagt Christian Steffen vom Bundesinstitut für Arzneimittel und Medizinprodukte (BfArM). »Sie denken, sie tun sich mit den Vitamintabletten etwas Gutes. Aber das Gegenteil ist der Fall.« Denn mittlerweile müssen Mediziner feststellen: Was in Obst und Gemüse gesund ist, ist als Pulver oder Kapsel nicht nur meist wirkungslos – es kann sogar das Leben verkürzen. Bereits mehrere Studien haben gezeigt, dass die vermeintlich gesunden Pülverchen bei Überdosierung Beschwerden auslösen, manchmal sind die Nebenwirkungen sogar erheblich. Die Deutsche Gesellschaft für Ernährung (DGE) gibt seit Jahren Höchstgrenzen für Vitamine an. Die Verbraucherzentrale Bayern warnte 2004: »Zu viele Vitamine schaden der Gesundheit.« Beta-Carotin, eine Vorstufe von Vitamin A, erhöht bei Rauchern das Krebsrisiko. Zu viel Vitamin A kann zu Gelbsucht führen, zu viel Vitamin B6 zu Nervenstörungen. Vitamin C im Überfluss begünstigt Nierensteine und Durchfall. Zu viel Vitamin D schwächt die

Muskeln und lässt innere Organe verkalken. Eine regelmäßige Überdosis Vitamin E hemmt die Blutgerinnung.

Auch eine internationale Übersichtsstudie unter Leitung dänischer Forscher hat im Frühjahr 2007 ergeben, dass die Vitaminpräparate Beta-Carotin, Vitamin A und E nicht nur nichts nützen, sondern das Leben verkürzen können. Eine noch genauere Analyse derselben Arbeitsgruppe bestätigte im Frühjahr 2008 die Ergebnisse. »Auch nach gründlicher Überarbeitung der zusammenfassenden Studie von 2007 zeigt sich, dass Vitaminzusätze im Mittel eher schaden als nutzen«, sagt Gerd Antes. Auch wenn der Vitaminbedarf bei schweren auszehrenden Leiden erhöht sein kann, wirken Vitaminzusätze demnach weder vorbeugend gegen Krebs, Grippe noch gegen Herzerkrankungen oder die Makuladegeneration im Alter, eine Augenerkrankung.

»Unsere Ergebnisse widersprechen bisherigen Beobachtungen, in denen behauptet wird, dass Antioxidantien die Gesundheit verbessern«, sagt Goran Bjelakovic, der Erstautor der dänischen Studien. Bjelakovic betont, dass Verbraucher ständig Werbung für Vitaminpräparate ausgesetzt seien, die einen – wissenschaftlich bisher unbewiesenen – Nutzen propagieren. Die dänischen Forscher haben in einer Meta-Analyse genannten Übersichtsauswertung 68 Studien zu synthetischen Vitaminen mit mehr als 230 000 Teilnehmern ausgewertet. Sie analysierten dazu alle bisher veröffentlichten Untersuchungen, in denen Probanden Beta-Karotin, Vitamin A, Vitamin C, Vitamin E oder Selen genommen hatten und eine Vergleichsgruppe gleichzeitig ein Scheinpräparat bekam. Die Ergebnisse waren eindeutig: Beta-Karotin, Vitamin A und Vitamin E erhöhten die Sterblichkeit, und zwar unabhängig davon, ob sie allein oder kombiniert mit anderen Nahrungsergänzungsmitteln genommen wurden.

Eine Teilauswertung ergab, dass in den 47 Studien, in denen methodisch besonders sorgfältig gearbeitet wurde, die Sterblichkeit unter den Teilnehmern, die regelmäßig Vitamin A nahmen, um 16 Prozent erhöht war, während sie bei Vitamin E um vier Prozent und bei Beta-Karotin um sieben Prozent höher lag. Das bedeutet, dass mehr Menschen in den Gruppen starben, die regelmäßig Vitaminzusätze zu sich nahmen. »Statistisch und methodisch ist die Arbeit auf hohem Niveau«, sagt Gerd Antes. Für Vitamin C und Selen fällt die Bilanz neutral aus: Als Zusatz haben sie demnach zwar keinen Nutzen, dass sie das Leben verkürzen, konnte aber auch nicht festgestellt werden.

Industrienahe Ernährungswissenschaftler haben die dänische Studie wenige Tage nach ihrem Erscheinen als »methodisch wenig seriös« kritisiert. Es gab sogar Mediziner, die behaupteten, dass ein Überschuss an Vitaminpräparaten bei gesunden Menschen zwar nichts nutze, andererseits »aber auch nicht schade«. »Eine solche Aussage ist angesichts der vorliegenden Daten kühn«, widerspricht Methodikexperte Antes. Es sei erstaunlich, »wie man eine viele Jahre umfassende, systematische Untersuchung so missverstehen kann«. Die Kritiker stellten Behauptungen auf, die sich unsystematisch und intransparent auf Ergebnisse berufen, die nur im Reagenzglas gewonnen wurden oder in der Literatur nicht zu finden seien und damit nur eine begrenzte Aussagekraft über die Wirkung am Menschen hätten, sagt Antes. Es gebe in der Medizingeschichte verheerende Beispiele dafür, dass Menschen zu Schaden kamen, wenn Labordaten ungeprüft auf Menschen übertragen wurden. Zudem sind die möglichen Schäden, die zu viele Vitamine in Pulverform auslösen können, schon länger bekannt – Ärzte haben den Begriff Hypervitaminose dafür geprägt, Ernährungsexperten Warnungen ausgesprochen. Die

Übersichtsarbeit aus Dänemark hat lediglich auf hohem Niveau den Forschungsstand zusammengefasst, wonach die verschiedenen Schädigungen lebensverkürzend wirken können.

»Regulierungsbehörden sollten sich endlich trauen, die Vitamin-Industrie stärker zu kontrollieren – ohne abhängig von ihr zu sein«, sagt Christian Gluud, der die Vitaminstudie am Kopenhagener Cochrane-Zentrum geleitet hat. »Hier ist die Politik dringend gefragt.« Um Nahrungsergänzungsmittel zu verkaufen, muss nicht ein Hauch von Nutzen nachgewiesen, sondern nur der hygienische Standard eingehalten werden. »Dies ist ein weiteres Beispiel dafür, dass Erkenntnisse aus der Grundlagenforschung über antioxidative und Krebs verhindernde Eigenschaften von Vitaminen nicht einfach auf Menschen übertragen werden können«, sagt Gerd Antes vom Cochrane-Zentrum in Freiburg. »Der Hinweis auf die erhöhte Sterblichkeit ist dramatisch. Jetzt ist die Medizin gefordert, sich damit auseinanderzusetzen und Erklärungen zu finden.«

Warnungen sind dringend notwendig. Nach verschiedenen Erhebungen nimmt mehr als ein Viertel der Erwachsenen in Deutschland gelegentlich Vitaminpräparate oder andere Nahrungsergänzungsmittel ein. In den Industrienationen schlucken nach zurückhaltenden Schätzungen zehn bis 20 Prozent der Bevölkerung regelmäßig Vitaminpräparate, das sind 80 bis 160 Millionen Menschen.

Genauere Zahlen gibt es nicht, denn Vitamine aus der Packung sind fast immer frei verkäuflich und nicht apothekenpflichtig. Das heißt, die Anbieter müssen weder nachweisen, dass die Präparate wirken, noch müssen sie schwere Nebenwirkungen ausschließen, bevor die Mittel auf den Markt kommen. Gesetzgeber und Arzneimittelbehörden behandeln sie nach dem Motto: Nutzen nichts, schaden aber auch nichts. »Alles ist

reglementiert in Deutschland, aber um die Ernährung kümmern sich die Behörden kaum«, sagt Ulrich Oltersdorf.

So konnten die Hersteller mit ihren Vitaminpräparaten im
Jahr 2006 allein in Deutschland einen Umsatz von 465 Millionen Euro erwirtschaften, die Umsätze in den Discountern nicht
mitgerechnet, denn die lassen sich nicht erfassen. Bekannt dagegen ist der Verkaufsschlager: Vitamin C. 127 Millionen Euro
wurden 2006 damit umgesetzt – kein anderes Einzelvitamin ist
so populär. »Es steht gleichsam stellvertretend für alle Vitamine,
und der Inbegriff für den Vitaminspender ist die Zitrone«, sagt
Ernährungsexperte Volker Pudel. »Sagen Sie den Leuten mal,
sie sollen Vollkornbrot essen, um Vitamine aufzunehmen. Das
wäre sinnvoll, aber alle fragen dann: Wieso?«

Das Problem liegt in Deutschland vor allem beim Verbraucher. »Die Leute wollen ihr Verhalten nicht ändern und weiter
Pommes frites und Schwarzwälder Kirschtorte essen«, erklärt
Volker Pudel. »Die Vitaminpille dient ihnen als nachträgliches
Alibi.« Und Ulrich Oltersdorf ergänzt: »Wir haben einen Er-
nährungsanalphabetismus, daher wird jedes Werbeverspre-
chen geglaubt.«

Wer nachfragt, warum Vitaminpräparate noch immer frei
verkäuflich sind, obwohl sie womöglich die Gesundheit gefähr-
den und nichts nutzen, bekommt ausweichende Antworten.
»Die Lobbygruppen sind groß, das ist schon frustrierend«, sagt
Christian Steffen, der bis vor kurzem am BfArM die Abteilung
für Arzneimittelneuzulassungen geleitet hat und jetzt für klinische Prüfungen zuständig ist. »Zudem gibt es zu wenig hand-
feste Hinweise auf spezifische Schäden der Präparate.« »Wenn
sich der massive Verdacht der erhöhten Sterblichkeit erhärtet,
haben sich die Vorzeichen umgedreht«, sagt Gerd Antes. »Statt
antioxidative Vitamine zu fordern, müsste ihr Einsatz zukünf-
tig wohl verteidigt und gut begründet werden.«

Ärzte wissen zwar, dass sich trotz der ernüchternden Forschungsergebnisse auch gesunde Menschen manchmal leistungsfähiger fühlen, wenn sie Vitaminpräparate nehmen. Das spricht aber nicht spezifisch für die Vitamine. Wer davon überzeugt ist, dass er sich mit den Pulvern etwas Gutes tut, dem geht es eben oft auch besser. »Ich spüre doch, dass es mir hilft«, sagen die Betroffenen und lassen sich weiterhin ominöse Aufbauspritzen und Vitaminkuren von Ärzten verabreichen. Dieser Placeboeffekt kann bis zu 30 Prozent eines Heilerfolgs ausmachen, also Beschwerden lindern oder das Wohlbefinden steigern. Mit einer spezifischen Wirkung der Vitaminzusätze hat dies jedoch nichts zu tun. Wer fest daran glaubt, dem geht es auch besser, wenn er ein paar Zuckerkügelchen lutscht oder eine leichte Kochsalzlösung schluckt.

Es gibt nur sehr seltene Ausnahmen, in denen aus einem frei verkäuflichen Vitaminpräparat, das im Normalfall nichts nutzt – eben weil kein Mangel besteht –, ein Medikament wird, das der Gesundheit dient. Dies ist bei starker Auszehrung, etwa bei Krebskranken, der Fall. Und es gilt auch zu Beginn der Schwangerschaft, wenn der Folsäurebedarf erhöht ist. Dieses Vitamin verringert das Risiko, dass ein Baby mit offenem Rücken zur Welt kommt. Und auch Menschen jenseits der 60 sind ein solches Beispiel. Sie haben einen erhöhten Bedarf an Vitamin D, der mit der Nahrung nicht mehr ausreichend gedeckt wird.

Doch die Beispiele für fehlende oder schädliche Wirkungen der Vitaminpräparate überwiegen. Jede eingenommene Substanz verschiebt das Gleichgewicht der Nährstoffe im Körper. Wer etwa Kalzium im Übermaß nimmt, kann Zink schlechter verstoffwechseln. Zu viel Molybdän führt dazu, dass mehr Kupfer ausgeschieden wird. Deshalb sollten Vitaminzusätze nicht mehr als das Dreifache der empfohlenen Tagesdosis enthalten, bei den Vitaminen A und E darf es nur die einfache

Menge sein. Die Zeitschrift *Ökotest* bewertete im Januar 2007 etliche Vitaminpräparate als ungenügend. Die Inhaltsstoffe lagen teilweise weit über dem dreifachen Tagessatz. Man hat das Gefühl, da wird zusammengerührt, was gerade übrig ist, war ein Fazit der Tester.

Ob wissenschaftliche Untersuchungen Vitamingläubige überzeugen können, ist jedoch zweifelhaft. So hält sich hartnäckig die Mär, dass heutige Lebensmittel immer weniger Nährstoffe und Vitamine enthielten. Durch Kunstdünger, Pestizideinsatz und chemische Nachbehandlung seien die Pflanzen ausgelaugt und ihrer Inhaltsstoffe beraubt, so die Behauptung. Das ist schlicht erfunden. Seit mehr als 50 Jahren bestimmt die Deutsche Gesellschaft für Ernährung (DGE) den Nährstoffgehalt von Nahrungsmitteln. In diesem halben Jahrhundert waren die Schwankungen minimal. Nichts weist darauf hin, dass pflanzlichen Lebensmitteln mit der Zeit ihr Vitamingehalt abhandengekommen ist.

Die moderne Nahrungsmittelproduktion führt eher dazu, dass manche Lebensmittel ein Übermaß an Vitaminen enthalten. Sie dienen auch als Konservierungsmittel. Die Zusätze an Vitamin C in Fruchtsäften, Bonbons oder Gummibärchen sind aber völlig sinnlos. Sie haben nur zur Folge, dass Deutsche jeden Alters seit Jahren mehr Vitamin C zu sich nehmen, als die DGE empfiehlt.

Der Bedarf an Nährstoffen werde in Deutschland mit Lebensmitteln problemlos gedeckt, schreiben auch die Autoren des Buchs »Selbstmedikation« der Stiftung Warentest. Ist dies nicht möglich, reagieren Gesetzgeber und Fachgesellschaften. Deshalb wurde es vor Jahren gesetzlich zugelassen, Speisesalz mit Jod anzureichern. Deshalb empfehlen Ärzte Fluortabletten. An der Vitaminversorgung aber muss man nichts ändern.

Der große Vitamintheoretiker Linus Pauling, der mit übersierten Vitaminpräparaten hundert Jahre alt werden wollte, hat sein Ziel übrigens nicht erreicht. 1994 starb er im Alter von 93 Jahren an Krebs. Für diesen Fall hatte der unbeirrbare Forscher aber schon vorgesorgt. Sollte er nicht die 100 schaffen, so verkündete er zu Lebzeiten, spreche das keineswegs für die fehlende Wirksamkeit seiner radikalen Vitaminkur. Er habe dann lediglich zu spät mit ihr begonnen.

Bloß nicht bewusst essen!
Zehn Empfehlungen für sorgenfreie Mahlzeiten

Es gab eine Zeit, als das Essen noch Spaß machte. Die Älteren werden sich erinnern: Damals prahlten die Joghurts, Softdrinks, Chips und Brotaufstriche im Supermarktregal noch nicht damit, wie cholesterinreduziert, fettarm oder vitamingeschwängert sie seien. Gekauft wurde, wozu man Geld und Lust hatte. Gegessen wurde, was auf den Tisch kam, auch fette Braten, schwere Saucen, Sahnetorten und andere Kalorienbomben.

Es war gegen Ende der Siebzigerjahre, als sich die Wissenschaft des Essens bemächtigte: Heerscharen von Lebensmittelchemikern und Haushalts- und Ernährungswissenschaftlern, die sich an den Universitäten vornehm als Ökotrophologen bezeichnen, zerlegten unser Essen, bis es ungenießbar wurde. Aus Essen wurden Nahrungsmittel, aus Nahrungsmitteln Eiweiße, Fette und Kohlenhydrate. Daraus bastelten Ernährungswissenschaftler lustige Pyramiden, in die sie Essenssymbole packten. Das sah ja auch ganz nett aus, wenn sie Brot und Getreide, Milch und Wurst, Gemüse und Obst neben- und übereinandertürmten. Doch das Essen wurde weiter zerlegt. Plötzlich wimmelte es auf dem Teller von Transfetten, Acrylamiden, Isoflavonoiden, Polysacchariden, Carotinoiden und Tausenden anderen, bedrohlich klingenden Substanzen, die auf -iden endeten. Die Wissenschaft hat unser Essen in seine molekularen Einzelheiten aufgespalten – und das ist uns nicht gut bekommen.

Ein australischer Soziologe hat den Siegeszug der Ernährungswissenschaften über Nahrung und Konsumenten als Nutritionismus bezeichnet. Wie alle Ismen verheißt der Begriff nichts Gutes. Seither belästigen uns Laien wie professionelle Gesundbeter ungefragt mit Empfehlungen zu gesundem Essen und wollen uns weismachen, dass Brokkoli Krebs verhindert, Algen den Haarausfall stoppen und Olivenöl aus einer bestimmten attischen Südlage die Schlagadern frei pustet.

Es gibt spekulative Theorien, warum Essen nach Blutgruppen, Trennkost, Glyxdiäten oder Low-Carb den effektivsten Gewichtsverlust verspricht. Wer Fatburner nimmt, braucht inzwischen ein pharmazeutisches oder ethnologisches Aufbaustudium – sonst ist nicht zu verstehen, was es mit Appetitzüglern aus Ephedrakraut, Yohimbin oder Sibutramin auf sich hat. Oder was Hoodia genau ist, eine kakteenähnliche Pflanze, der in Afrika seit Generationen nachgesagt wird, dass sie den Hunger besänftige. Kein Apothekenheftchen ohne Ernährungstipps, kein Ferienhotel ohne Wellnessmenü nach Dr. Saftlmoser oder einem anderen alpenländischen Scharlatan, keine Buchhandlung ohne übergewichtige Regalmeter, die unter der Last der Diätratgeber einzukrachen drohen.

Nachdem jahrelang versucht wurde, uns mit wissenschaftlichen Erkenntnissen den Appetit zu verderben, sollte die Ernährungsforschung endlich zugeben, dass sie kaum weiß, was gesund ist. Tendenziell gilt: Es kann nicht schaden, sich nicht zu fett, nicht zu süß und nicht zu üppig zu ernähren – und mehr Grünzeug als tote Tiere zu essen. Aber nicht einmal das ist richtig belegt, und auch diese Binsenweisheiten aus der Küche garantieren nicht automatisch ein langes, gesundes Leben. Die einzig gesicherte Erkenntnis lautet: Essen ist tödlich – denn alle, die ihr Leben lang gegessen haben, sind irgendwann auch gestorben. Hier zehn Tipps, wie Sie Ihr Essen sorgenfrei genießen können und länger und gesünder leben – wenn Sie Glück haben.

1) Essen Sie, was Ihnen Spaß macht

Immer wieder das gleiche Schauspiel in der Kantine: Die Menschen häufen sich Bratwurst, Cordon bleu oder Schweinshaxe auf den Teller und genehmigen sich zu der Sättigungsbeilage Nudeln noch eine Portion Pommes extra. Dann meinen sie schuldbewusst, sich rechtfertigen zu müssen: »Ich weiß, es ist nicht gesund.«

»Doch, es ist gesund«, sollte man ihnen zurufen. Wenn du Lust darauf hast und dich darauf freust, beim Essen mit den Kollegen nicht über den Ärger im Büro, sondern über das vergangene Wochenende zu reden oder über das Konzert, das du dir anhören willst. Wer hingegen aus Frust isst, in Hektik oder voller Zorn, für den können ein Eisbein oder die Fleischpflanzl à la Mayer zur gesundheitlichen Bedrohung werden. Ein Soja-Burger oder das Schollenfilet allerdings auch.

2) Vermeiden Sie Essen mit Nahrungszusätzen

Der Glaube an Nahrungsergänzungsmittel und Vitaminzusätze ist ungebrochen. Was in Obst, Gemüse, Fleisch und Getreide gesund ist, hat in Pulver- und Tablettenform jedoch wenig Nutzen und kann sogar schaden. Seit Jahren ist bekannt, dass durchschnittlich gesunde Menschen, die sich durchschnittlich ernähren, nicht fürchten müssen, mit Vitaminen unterversorgt zu sein. Skorbut, Rachitis oder Beriberi sind keine Bedrohung in Ländern, in denen die Menschen genug zu essen haben.

Inzwischen haben mehrere Studien sogar gezeigt, dass die vermeintlich gesunden Pülverchen die Lebenserwartung verkürzen können. Schon in den Neunzigerjahren hat sich die schädliche Wirkung der Vitaminzusätze angedeutet. »Die Leute glauben, durch Vitaminzusätze ungesunde Lebensmitteln wieder in gesunde zu verwandeln«, sagt der Ernährungswissenschaftler Volker Pudel von der Universität Göttingen. Bis zu ein Viertel der Erwachsenen in Deutschland nehmen Vitaminpräparate oder andere Nahrungsergänzungsmittel.

Glaubt man der Werbung, können die Zusatzpräparate die Arterien elastisch erhalten und vor Verkalkung schützen, Krebs verhindern und die geistige Leistungskraft stärken. Zusätzlich helfen die Vitamine aus der Dose angeblich gegen Ermattung und bauen das Immunsystem auf. Nur: Ihre lebenswichtigen Wirkungen entfalten lediglich Vitamine, die in gewachsenen Nahrungsmitteln enthalten sind und mit diesen aufgenommen werden. Vitaminzusätze erfüllen diese Funktion nicht, egal ob Einzel- oder Multivitaminpräparate, Tabletten, Pulver oder Säfte.

Dass Glaube und Weltanschauung stärker sind als wissenschaftliche Beweise, zeigen die hartnäckigen Mythen rund um die Vitamine. Seit Jahren ist bekannt, dass Vitamine in Überdosis erhebliche Nebenwirkungen auslösen können. Bei Rauchern erhöhen sie das Krebsrisiko. Sie können zu Gelbsucht führen, zu Nervenstörungen, Nierensteinen und Durchfall, die Blutgerinnung hemmen, die Muskeln schwächen und innere Organe verkalken lassen. Kein Wunder, dass sie nicht nur nichts nützen, sondern auch das Leben verkürzen können.

Hartnäckig hält sich die Mär, dass Lebensmittel immer weniger Nährstoffe enthalten. Durch die moderne Nahrungsmittelproduktion mit Kunstdünger und Pestiziden seien die Pflanzen ausgelaugt, so die Behauptung. Alles Humbug. Seit fünfzig Jahren untersucht die Deutsche Gesellschaft für Ernährung eine typische Auswahl an Nahrungsmitteln. Seit einem halben Jahrhundert sind die Schwankungen im Nährstoffgehalt so minimal, dass nichts darauf hinweist, dass Lebensmitteln ihre Vitamine abhanden gekommen sind.

3) Misstrauen Sie Slogans wie »Schokolade macht glücklich«

Vor Jahren erschien eine Studie im angesehenen Fachblatt *New England Journal of Medicine*, die Walnüssen immensen gesundheitlichen Nutzen bescheinigte, da sie das Infarktrisiko senkten. Der einzige Haken an der Sache: Man hätte 250 bis 300 Gramm Walnüsse täglich zu sich nehmen und fast alle anderen Fette durch Walnüsse ersetzen müssen, um die gefäßschonende Wirkung zu erreichen.

Ähnliches zur Lage des Weines: Es waren erstaunlich oft Forscher aus Bordeaux, dem Chianti oder Nappa Valley, die entdeckt haben wollten, welch segensreiche Schutzwirkung im Wein steckt. Inzwischen gibt selbst die Wissenschaft zu, dass dies nicht stimmt. »Die Botschaft ist klar«, schrieb Rod Jackson von der Universität Auckland 2005 im Fachblatt *The Lancet*. »In keiner Dosis ist der Nutzen des Alkohols größer als der Schaden.« Die neuseeländischen Mediziner um Jackson entdeckten, dass viele Forscher an die positive Wirkung des Alkohols glauben wollten und darüber wissenschaftliche Standards vernachlässigten. So wurden beim Vergleich von gemäßigten Trinkern und Abstinenzlern auch ehemalige Trinker zu den Abstinenzlern gezählt. Ehemalige Trinker, die aufgehört hatten, weil sie krank geworden waren. Dies erwähnten die Forscher nicht – kein Wunder also, dass die gemäßigten Trinker im Vergleich gesünder waren. Neben solchen Tricks sind Untersuchungen beliebt, in denen ein Stoff genauer untersucht wird. Gern in einer Dosis, die der zehnfachen Menge entspricht, die üblicherweise verzehrt wird, gern im Tierversuch mit gentechnisch veränderten Mäusen, die besonders empfindlich auf die Substanz reagieren. »Mice tell lies« – Mäuseversuche führen in die Irre, um es freundlich zu übersetzen.

4) Vermeiden Sie Nahrungsmittel,
die sich als sehr gesund anpreisen

Die Kartoffeln, die auf dem Marktstand oder am Eingang des Supermarktes lose herumliegen, sind stumm. Sie können sich nicht anpreisen ebenso wenig wie der Wirsingkohl, die Karotten, Kohlrabi oder Äpfel. Auf ihnen findet sich kein Etikett, das ihren hohen Vitamin-, Mineral- oder Ballaststoffgehalt verkündet. Ein paar Regale weiter schreit es dem Käufer entgegen: Bonbons, die den Vitaminbedarf einer kompletten Fußballmannschaft decken, Fruchtjoghurt, der alles Wichtige aus einem Liter Milch enthält, Chips, die fett- und salzreduziert sind und trotzdem Unmengen Kalzium und Magnesium nebst ein paar unaussprechlicher Wohltaten bereithalten.

Durch diesen Parcours der Selbstanpreisungen kommen Sie ganz einfach: Kaufen Sie nichts, was Sie nicht aussprechen können, was Ihnen unbekannt vorkommt oder was laut Verpackung mehr als drei gesunde Inhaltsstoffe enthält. Angeblich gesunde Zutaten und Inhaltsstoffe braucht ihr Körper nicht, auch nicht »die fünf lebenswichtigen Bausteine in Nutella«. Lebensmittelchemiker, Produktdesigner und Geschmacksentwickler haben es geschafft, aus Getreide, Gemüse, Fisch, Fleisch und Milch Mischprodukte zu fabrizieren, deren Inhalt nach Bedarf kombiniert werden kann. Sie stammen nicht vom Feld oder aus dem Stall, sondern aus dem Labor.

Wer im Supermarkt kauft, hat sich gewöhnt an Obstsäfte ohne Obst, Müsliriegel ohne Getreide und Kaffeesahne ohne Milch. Wenn, wie bei Fischstäbchen oder Fertigsuppen, nicht mehr zu erkennen ist, worum es sich handelt, zeigt die Verpackung, was drin sein soll. Als Faustregel kann gelten: Je weiter das angebotene Erzeugnis von dem Nahrungsmittel entfernt ist, das es sein soll, desto größer die Wahrscheinlichkeit, dass es industriell bearbeitet ist und Geschmacksverstärker, Aromastoffe, Konservierungsmittel und einen Mix an Vitaminzusätzen und anderem Unfug enthält. Überlegen Sie, ob Ihre Ururoma vor achtzig Jahren diese Erzeugnisse für etwas Essbares oder eher für ein Produkt der chemischen Industrie gehalten hätte.

5) Kaufen Sie auf dem Markt ein statt im Supermarkt und kochen Sie selbst

Das sind zwei einfache Empfehlungen, mit denen sich die größten Dummheiten bei der Nahrungssuche vermeiden lassen. Wer selbst kauft und zubereitet, was er zu sich nimmt, der achtet stärker auf Abwechslung, gute Produkte und reiche Auswahl.

6) Halten Sie sich nicht an Diätpläne

Es gibt keine Diät, die hält, was sie verspricht. Außerdem leben nicht die Menschen mit vermeintlichem Idealgewicht am längsten und gesündesten, sondern jene mit leichtem Übergewicht. Mehr muss man dazu eigentlich nicht sagen.

Wer trotzdem abnehmen will, kommt um die Erkenntnis

nicht herum, dass nur zwei Methoden das Gewicht reduzieren: weniger essen oder mehr Energie verbrauchen. Es ist die gute alte »Friss die Hälfte«- oder, wer es vornehmer will, die »Hara Hachi Bu«-Regel. Das ist japanisch, wird von den langlebigen Inselbewohnern Okinawas praktiziert und bedeutet: Iss nur so viel, bis du dich zu etwa 80 Prozent satt fühlst.

Alle anderen Diäten und Schlankheitskuren haben sich als unseriös oder unpraktikabel erwiesen – manche sogar als gefährlich, etwa wenn Appetitzügler mit Quellstoffen in der Speiseröhre stecken bleiben oder zu Darmverschluss führen. Manche Diäten setzen nur auf Fleisch, andere auf Grünzeug. Beide Extreme sind ungesund. Bisher galt kohlenhydratreiche Kost mit geringen Anteilen von Fett und Eiweiß als gesundheitsfördernd. Seriöse Vergleiche gab es kaum. Eine Studie, 2005 im *Journal of the American Medical Association* veröffentlicht, hat auch diese Vorstellung über die optimale Verteilung der Nahrungsbestandteile durcheinander gebracht: Die als ungesund geltende Protein-Diät und die Fett-Diät schnitten besser ab als die Kohlenhydrat-Mast.

Wenn übergewichtige Menschen abnehmen wollen, verbessern sie damit nicht zwangsläufig ihre Gesundheit. Finnische Wissenschaftler haben entdeckt, dass allein der Versuch, immer wieder abzunehmen, auf Dauer ungesünder sein kann, als wenn Übergewichtige ihr Gewicht halten oder sogar noch zulegen.

7) Zahlen Sie mehr, essen Sie weniger

Sie gehören zu einer neuen urbanen Elite. Ihr Lieblingswort ist »nachhaltig«, sie trinken Bionade für eine bessere Welt, versuchen den CO_2-Ausstoß zu reduzieren, halten Al Gore für einen bedeutenden Mann und fühlen sich gut. Sie gehören nicht zu den Ignoranten, die mehr für Motoröl als für Olivenöl ausgeben. Vielleicht schwören sie sogar auf Fleur de Sel, ein Meersalz, das im Verdampfungsverfahren an der französischen Atlantikküste gewonnen wird und sieben Euro pro 100 Gramm kosten kann. Um es zu gewinnen, wird Meerwasser mit Sonne und Wind verwöhnt, bis sämige Sole übrig bleibt, deren »Blume« abgeschöpft wird.

Solche Menschen gibt es, wenn auch in der Minderheit. In den USA ist der Begriff »Lohas« für diese neue Klasse der Jungen, Gesundheitsbewussten und Wohlhabenden geprägt worden – eine Abkürzung für »Lifestyle of health and sustainability«. Mit müslikauenden Ökozauseln der Achtziger wollen diese Menschen nichts gemein haben, sie setzen auf überlegenes Bewusstsein statt linksdrehende Schrotmühlen. Es ist zwar mehr als fraglich, ob eine Bio-Limonade aus Unterfranken, Salz von ölverpesteten Stränden und andere Ernährungsmoden, auf ihren Kern reduziert, irgendeinen gesundheitlichen Vorteil bieten. Macht nichts, denn allein das beruhigte Gewissen und die Überzeugung, mit der richtigen Gesinnung etwas für den Weltfrieden, gegen globale Agrarmultis und für das eigene Immunsystem zu tun, setzen ungeahnte Placeboeffekte frei. Eine Placebowirkung kann Beschwerden um bis zu 30 Prozent lindern – oder das Wohlbefinden um 30 Prozent steigern. Ergebnis: Wer glaubt, dass er etwas für seine Gesundheit tut, fühlt sich besser. Wer glaubt, dass er gesund isst, ist auch gesünder.

8) Essen Sie wie ein Allesfresser

Wenn es darauf ankommt, können Wissenschaftler fast jedes Gericht zum Allheilmittel deklarieren. Deshalb: Essen Sie alles und möglichst vielseitig, dann können Sie wenig falsch machen.

Sogar Pizza kann man sich schön forschen. Mailänder (!) Wissenschaftler haben 1000 Patienten zu ihren Ernährungsgewohnheiten befragt – 500 hatten einen Infarkt, die anderen 500 waren aus anderen Gründen in der Klinik. Dabei kam heraus, dass das Herzinfarktrisiko bereits bei gelegentlichem Pizzaverzehr um 22 Prozent sank, bei regelmäßigem Genuss sogar um 38 Prozent. Die Fachwelt weiß, dass die Verteilung der Herz-Kreislauf-Leiden in Europa unregelmäßigen Gesetzen folgt. Während in Schottland mehr als 300 von 100 000 Einwohnern jedes Jahr einen Infarkt erleiden, sind es in Südfrankreich nur 50. »Französisches Paradox« heißt dieses Phänomen, denn auch die Franzosen ernähren sich cholesterinreich und fettig. Jetzt also das »italienische Rätsel«.

Für Ernährungswissenschaftler war die Pizza-Studie ein gefundenes Fressen. Jorge Gómez-Aracena von der Universität Málaga fand das Ergebnis »nicht überraschend«, schließlich seien in der Pizza – wie auch im spanischen Nationalgericht Gazpacho – viele Tomaten enthalten, in denen hohe Konzentrationen an Lycopenen vorkämen. Diese hätten antioxidative Eigenschaften und würden deshalb vor Herzinfarkt schützen. Andere Forscher betonten, dass es eher darauf ankomme, wie gegessen wird. Das heitere Mahl in beschwingter Runde, bei dem in Italien eben häufig Pizza gegessen werde, habe günstigere Auswirkungen auf die Gesundheit als mancher Vitamin- und Rohkostcocktail. Bei einem entspannten Essen sei die Konzentration der Stresshormone niedriger. Kein Wunder, dass sowohl in Frankreich als auch in Italien, wo das Essen einen zentralen Stellenwert im Alltag einnimmt, die Herz-Kreislauf-Erkrankungen seltener seien als in nördlicheren Ländern.

9) Essen Sie nie mit Leuten, die ständig übers Essen reden

Bei diesen Menschen dreht sich alles um das Essen. Allerdings nicht um die Frage nach dem passenden Restaurant für den Abend oder die Speisefolge, sondern um Nährwert, Kalorientabellen und Vitamingehalt. Sie kennen jeden Speisefisch beim Vornamen, und sie wissen ganz genau, welchen Anteil an ungesättigten Fettsäuren er enthält und auf welchem Stand die radioaktive Abklingrate böhmischer Pfifferlinge im Jahr 22 nach Tschernobyl gerade ist.

Solche Menschen sind die offensichtlichsten Opfer der Ernährungswissenschaftler und ihrer Epigonen in Industrie und Werbung. Ihr Hauptsymptom: Sie sind besessen von gesundem Essen – als Orthorexie bezeichnen Ärzte und Psychologen das Beschwerdebild, wenn alle Gedanken nur noch auf eine möglichst gesunde und schadstoffarme Nahrungsauswahl gerichtet sind. Hier hilft nur eins: Gehen Sie solchen Menschen aus dem Weg.

10) Ahmen Sie keine fremden Essgewohnheiten nach

Wenn Sie auf der Schwäbischen Alb oder im Münsterland wohnen, müssen Sie nicht die Rituale der Inuit nachahmen und rohes Seehundfleisch verzehren – auch wenn Sie aufgeschnappt haben, dass dieses reichlich Omega-3-Fettsäuren enthält. Sie müssen auch nicht Kefir trinken wie die Bulgaren, Maniok essen wie die Buschmänner oder an einer Yamswurzel herumkauen. Auch wenn Sie in einer Frauenzeitschrift gelesen haben, dass irgendeine Schauspielerin auf diese Ernährungsweise schwört – es bringt nichts. Denn egal, ob die Diät aus Kreta, den transsilvanischen Alpen oder aus dem ewigen Eis stammt: Es kommt nicht darauf an, was gegessen wird – sondern wie.

Bleiben Sie bei Ihren Schäufele mit Spätzle oder bei Grü
kohl mit Pinkel. Sie haben sehr viel für Ihre Gesundheit getan,
wenn Sie Ihre regionalen Spezialitäten genussvoll wie ein kre-
tischer Hirte, genügsam wie ein Eskimo nach der Robbenjagd
oder ausgelassen mit guten Freunden wie am Mittelmeer zu
sich nehmen. Es ist wichtiger, welchen Stellenwert als welchen Nährwert das Essen hat. Was nehmen Franzosen zu sich?
Wildschwein, Gänseleber, Baguette, Rillette, Unmengen von
Wein – alles Dinge, die nach herkömmlicher Ernährungsleh-
re schwer und fett sind und die Arterien zukleistern müssten.
Liegt es womöglich an den Fröschen und Schnecken auf dem
französischen Speiseplan, deren Wirkung als Gefäßöffner bislang nur noch nicht ausreichend erforscht wurde?

Nein, es ist vielmehr die Bedeutung, die dem Essen und dem
gemeinsamen Mahl zugeteilt wird, die französische Herzen
und Adern schont. Es wird zelebriert, gemeinsam am Tisch zu
sitzen und Speisefolgen aufzutragen. In vielen Kliniken wird
verfetteten, vereinsamten Menschen mit verkalkten Gefäßen
stereotyp »mediterrane Ernährung« empfohlen. Wer sich jeden
Tag missmutig ein paar Löffel kalt gepresstes Olivenöl einflößt,
der wird davon gewiss keinen gesundheitlichen Nutzen haben.
Besser würde auf dem ärztlichen Rezept stehen: »Laden Sie ein
paar Freunde zu Schweinebraten, Nudelauflauf oder Eintopf zu
sich nach Hause ein.«

Neue Vorsorge gegen neue Krankheiten

Die Pille für jede Lebenslage

Ärzte haben schon immer von einer Einheitsarznei gegen alles geträumt. Schön wäre es ja auch. Die Pille danach, davor und dazwischen – das Medikament für alle Lebenslagen. Sorgenfrei ließe sich genießen und über die Stränge schlagen, schließlich gäbe es ja Hilfe aus der Apotheke. Ärzte schwärmen deshalb gelegentlich davon, verschiedene Wirkstoffe in einer Tablette zu kombinieren, um so den ärgsten Zivilisationsleiden den Garaus zu machen. So wurden in den Anfangsjahren von Aspirin, dem 1897 erstmals in reiner Form hergestellten Schmerzmittel, allerhand Wunderdinge zugetraut. Es konnte angeblich Schnittblumen frisch halten und einige Ärzte diskutierten sogar, es dem Trinkwasser beizumischen.

Einen Schritt zur Pille für Alle gegen Alles propagierten Mediziner auch noch im Frühjahr 2008 im Fachmagazin *The Lancet*: Sie wollen allen Zuckerkranken Fettsenker aus der Gruppe der Statine verordnen. »Menschen mit Diabetes haben ein klar erhöhtes Risiko für Herzkreislaufleiden«, sagt etwa Colin Baigent, der die Studie geleitet hat. »Wir sehen, dass Statine bei jedem Diabetiker sehr effektiv sind.«

Nur wenige Zuckerkranke sollen von der flächendeckenden Pillenschluckerei ausgenommen werden, etwa Schwangere und Kinder. Für den großen Rest seien die Ergebnisse zu überzeugend, »unabhängig von Gefäßschäden und Fettwerten«, wie die Autoren betonen. Baigent und die anderen Fettforscher hatten in einer Metaanalyse genannten Übersichtsarbeit untersucht, welche Folgen es für mehr als 18 000 Diabetiker und 71 000 Nichtdiabetiker hat, wenn ihre Cholesterinwerte gesenkt werden. Nach einer Beobachtungszeit von viereinhalb Jahren konnte die Sterblichkeit unter den Diabetikern um neun Prozent gesenkt werden. Nach einem anderen Rechenmodell traten 42 Infarkte, Schlaganfälle und andere schwere Kreislaufleiden weniger auf, wenn 1000 Diabetiker fünf Jahre lang Statine bekamen.

»Unsere Studie zeigt, dass alle Diabetiker in hohem Maße von der Therapie profitieren«, schreiben die Autoren. Der Pharmakologe Bernard Cheung von der Universität Birmingham preist die Statine in *The Lancet* sogar als »einen der größten Triumphe der modernen Medizin« an. Erst am Ende seines Beitrags erwähnt er beiläufig, dass auch gesunde Ernährung und Bewegung sehr wichtig seien, um Herzerkrankungen bei Diabetikern zu verhindern.

»Was rechnerisch richtig ist, muss im Leben nicht stimmig sein«, sagt hingegen Martin Reincke, Diabetes-Experte und Direktor der Klinik für Innere Medizin an der Ludwig-Maximilians-Universität in München. »Statine mit der Gießkanne zu verteilen wäre das Ende aller nicht-medikamentösen Präventionsbemühungen und das Gegenteil individualisierter Medizin. Mir sträuben sich die Haare.« Natürlich seien Statine nützliche Medikamente, die schon vielen Patienten geholfen hätten. Aber mit solchen Ansätzen würden ganze Bevölkerungsgruppen pathologisiert, so Reincke.

Wenn 42 von 1000 Patienten von der Behandlung profitieren, würde das immerhin auch bedeuten, dass mehr als 950 umsonst behandelt würden. »Welche Nebenwirkungen hat das, wie verträgt sich das mit dem Alltag?«, fragt Reincke. Das Risiko für Komplikationen steigt schließlich, wenn verschiedene Mittel kombiniert werden. Wegen solcher unklaren Wechselwirkungen musste das als Lipobay bekannt gewordene Cerivastatin 2001 nach mehreren Todesfällen vom Markt genommen werden.

»Der Arzt muss sich über das individuelle Risiko seiner Patienten schon klar werden«, sagt Peter Sawicki, Diabetes-Experte und Leiter des Instituts für Qualität und Wirtschaftlichkeit im Gesundheitswesen (IQWIG) in Köln. Zwar könne man bei 65-jährigen Diabetikern mit hohem Blutdruck zu 90 Prozent sicher sein, dass sie verengte Herzkranzgefäße haben und ihnen Cholesterinsenker nützen würden. Aber: »Allen Zuckerkranken vorbeugend Statine zu geben, ist zu platt.«

Laut Sawicki gibt es eine Unter- wie auch eine Übertherapie mit Statinen: Patienten mit Koronarer Herzkrankheit (KHK), aber normalen Cholesterinwerten würden von den Mitteln profitieren, aber häufig keine bekommen. Diabetiker ohne KHK bräuchten hingegen keine Fettsenker, schluckten aber oft welche. »Hier ist der Arzt gefordert, exakte Diagnosen zu stellen«, sagt Sawicki. »Sonst können Patienten« auch von einem Automaten behandelt werden oder die Krankenkassen allen Diabetikern Rezepte schicken.«

Die Idee, ein Medikament vorbeugend allen Diabetikern zu geben, ist nicht neu. Es gab schon viel umfassendere Vorschläge – eine Pille für Alle und gegen Alles. Nick Wald und Malcolm Law vom Institute of Preventive Medicine in London hatten beispielsweise 2003 im Fachblatt *British Medical Journal* die sogenannte »Polypill« angeregt: Sie schlugen einen Medikamenten-Cocktail aus drei Blutdrucksenkern, Aspirin, Folsäure und einem Fettsenker vor, der allen Menschen jenseits der 55 verordnet werden sollte. Die beiden britischen Professoren hatten ein Rechenmodell entwickelt, wonach sich mit Hilfe der »Polypill« die Häufigkeit von Herz-Kreislaufleiden um mehr als 80 Prozent senken ließe.

Der Vorschlag fand zwar Befürworter, stieß aber auch auf vehemente Kritik. »Was ist mit denen, die eine solche Polypill nicht vertragen oder die keinen Nutzen davon haben«, warnte seinerzeit der Arzneimittelexperte Mark Powlson. Der Mediziner Adrian Midgley fühlte sich an die zynische Ärztehoffnung auf Mittel namens »Gerifix« und »Gerifix forte« erinnert – Medikamente mit Phantasienamen à la Asterix, welche die vielen Arzneimittel kombinieren würden, die auf geriatrischen Stationen alten Menschen tonnenweise verabreicht werden.

Statine, die zweifellos ein Teil dieser Kombination gewesen wären, gehören zu den erfolgreichsten Medikamenten der Pharmageschichte. In Deutschland haben Kassenärzte nach Angaben des Arzneiverordnungsreports 2007 im Jahr zuvor Statine im Wert von mehr als 500 Millionen Euro verschrieben. Ihren Erfolg verdanken die Statine einer besonderen Wirkung: Sie können bei überstandenem Infarkt einem weiteren Herzschlag vorbeugen. Im Jahr 2006 wurden laut Arzneiverordnungsreport in Deutschland 1,737 Milliarden Tagesdosen verschrieben – das sind genug Pillen für die Therapie von 4,8 Millionen Patienten. Dem stehen nach Schätzungen von Fachorganisationen in Deutschland allerdings »nur« 1,5 Millionen Überlebende eines Infarkts gegenüber. Es werden also deutlich mehr Mittel verschrieben als nötig wären, um diese Patienten zu behandeln.

Die Briten scheinen der Vision von der Pille für jede Lebenslage schon nähergekommen zu sein als die Deutschen. 2004 wurde in Großbritannien der Cholesterinsenker Simvastatin aus der Verschreibungspflicht genommen. Die 10-mg-Dosis des Mittels können die Briten seither rezeptfrei in der Apotheke kaufen. Wie sicher Simvastatin im groß angelegten Freilandversuch der Briten ist, lässt sich jedoch bis heute kaum klären – es gibt noch keine entsprechenden Untersuchungen und diese wären auch schwer umzusetzen, da der Verkauf unkontrolliert erfolgt. »Man kann durch ein Medikament nicht aus der Sorgfaltspflicht entbunden werden, die man sich selbst gegenüber hat«, sagt Internist Martin Reincke. »Dann würde das Empfinden, natürlich gesund zu sein, amputiert werden.«

Die Autoversicherer haben bei Einführung des Anti-Blockier-Systems einiges über menschliches Risikoverhalten gelernt. Fahrer mit dem neuen Bremssystem hatten genauso viele Unfälle, weil sie im Vertrauen auf die Schutzwirkung riskanter gefahren sind. Ähnliche Folgen könnte die flächendeckende Verordnung von Pillen für jede Gelegenheit haben: Die allzeit passende Arznei klingt wie die perfekte Ausrede, sich noch weniger um sich selbst zu kümmern. Das steigert zwar die Umsätze der Pharmabranche. Doch die Menschen werden dadurch nicht gesünder.

Die Krankheitsverkäufer

Man stelle sich vor, ein passionierter Leser der Medizinfibel *Pschyrembel* ließe sich aus dem Jahr 1988 in das Jahr 2008 versetzen. Dem ausgebildeten Kranken würden wohl die Augen übergehen angesichts der vielfältigen Leidensangebote, die sich inzwischen entwickelt haben. Schüchternheit heißt jetzt plötzlich Sozialphobie. Der Begriff Trauer ist rar geworden – das sind mittlerweile alles Depressionen. Unruhige Beine haben als Restless-Legs-Syndrom enorm Karriere gemacht. Jedes Kind bekommt nun eine Diagnose – kaum ein Schüler, der nicht an ADS (Aufmerksamkeitsdefizitsyndrom) beziehungsweise ADHD (Attention Deficit Hyperactivity Disorder) leidet. Neuerdings gibt es die Aufmerksamkeitsstörung sogar für Erwachsene.

Unter der Gürtellinie hat sich auch viel getan. Aus Impotenz ist die Erektile Dysfunktion geworden. Glaubt man einschlägigen Statistiken, leiden demnächst mehr Menschen daran als es Männer gibt. Im Zuge der Gleichberechtigung haben auch

Frauen eine sexuelle Störung mit Krankheitswert: [...] liche Lustlosigkeit ist als »Female Sexual Dysfunct[...] behandlungsbedürftig.

Dutzende neue Leiden sind auf dem Markt, zud[...] Zahl jener gestiegen, die sich mit herkömmlichen Krankheiten plagen. Der logische Schluss des Zeitreisenden aus dem Jahr 1988 würde wohl lauten: Die Welt ist kränker geworden. Eine wahrscheinlichere Erklärung ist jedoch, dass immer mehr Menschen von einer Befindlichkeitsindustrie aus Ärzten, Pharmafirmen und anderen Profiteuren im Gesundheitsmarkt krankgeredet und krankgemacht werden. Das Ziel dahinter: Die Menschen zu permanenter Vorsorge und Sorge um sich selbst anzuregen, um die Nachfrage nach den Angeboten der Mediziner und Arzneimittelhersteller zu stimulieren. Wenn es so viele neue Leiden gibt, sind schließlich auch immer wieder neue Untersuchungen und Medikamente nötig, um den Ausbruch dieser Leiden zu verhindern oder zumindest die Symptome zu lindern.

Dazu muss man ein Leiden gut verkaufen. Das Rezept ist einfach. Man nehme eine körperliche Befindlichkeit und behaupte, dass etwas mit ihr nicht stimme. Dann betone man, dass viel Leid verhindert werden könnte, wenn endlich mehr Menschen therapiert würden. Im Folgenden übertreibe man die Zahl der Betroffenen; mindestens ein Drittel der Bevölkerung sollte an dem bisher unterschätzten Problem leiden. Ein banales Symptom wie Husten, das vom grippalen Infekt bis zu Krebs alles bedeuten kann, wird sich finden, mit dem Menschen verängstigt werden können. Dann braucht man Rechenkünstler, die mit selektiver Statistik den Nutzen der Behandlung übertreiben. Unterstützend sind PR-Aktionen nötig, in denen die Therapie als risikofreies neues Wundermittel angepriesen wird. Fertig ist die neue Krankheit inklusive Behandlungsangebot.

»Disease Mongering« wird das Erfinden und Verkaufen von Krankheiten im Englischen genannt. Mongering bedeutet hier Handeln, Schachern und dabei einschüchtern – bei dem im Deutschen üblichen Wort Medikalisierung schwingt dieser Aspekt nicht mit. Um immer mehr Bereiche des körperlichen, psychischen und sozialen Erlebens als kontroll- und therapiebedürftig zu erklären, müssen Risikofaktoren bekannt gemacht werden. Eine Schwankung des Befindens wird so schnell zu einem Leiden, das behandelt werden muss. Der Alltag steht unter permanenter Selbst- und Fremdbeobachtung. »Man versucht Leute, denen es gut geht, davon zu überzeugen, dass sie krank sind – oder leicht Kranke, dass sie schwer krank sind«, so die Formel der amerikanischen Medizinkritikerin Lynn Payer.

Typischerweise werden dazu normale Körpererfahrungen als krankhaft gedeutet – oder die Definition einer Krankheit wird ausgeweitet, bis milde und sogar beschwerdefreie Verläufe als »Prä-Erkrankung« gelten. In jüngster Zeit wird ein leicht erhöhter Blutzucker immer öfter als Prä-Diabetes bezeichnet. Viele Ärzte sehen Risikofaktoren wie erhöhtes Cholesterin schon als Krankheit selbst an. In der Folge werden nicht Kranke, sondern Laborwerte behandelt, und es wird – im Fall des Cholesterins – darüber hinweggegangen, dass fast die Hälfte der Infarktopfer normale Blutfette aufweist.

Steven Woloshin und Lisa Schwartz haben gezeigt, wie das Restless-Legs-Syndrom verkauft wird. Die Pharmafirma GlaxoSmithKline will seit 2003 bei Laien wie Ärzten mehr Aufmerksamkeit für das Leiden wecken. Zunächst gab es übertriebene Presseerklärungen von Neurologenkongressen zu Erfolgen mit der Arznei Ropinirol. Dann informierte die Firma über die »unterschätzte Krankheit, die Amerika nachts wachhält«. 2005 ließ die US-Zulassungsbehörde FDA das Mittel zu,

»seither wurden Millionen ausgegeben, um das Syndrom in das Bewusstsein von Ärzten wie Konsumenten zu bringen«, so Woloshin.

Die Medien helfen bei der Vermarktung von Leid häufig mit. In mehr als 180 Zeitungsartikeln, die Woloshin und Schwartz untersucht haben, wurde fast immer die Häufigkeit der angeblichen Erkrankung übertrieben und zu mehr Diagnose und Therapie geraten. In der Fachliteratur ist hingegen schnell zu erkennen, dass höchstens zwei und nicht zehn Prozent der Bevölkerung, wie immer wieder behauptet, an unruhigen Beinen leiden. Doch auch von den zwei Prozent Betroffenen sind längst nicht alle behandlungsbedürftig. Wenn Ropinirol erwähnt wurde, kamen oft Patienten zu Wort, die dem Mittel Wunderkraft attestierten. Der fragwürdige Nutzen und die Nebenwirkungen der Arznei – 38 Prozent der Patienten leiden unter Übelkeit – wurden hingegen kaum aufgegriffen.

Italienische Epidemiologen um Marina Maggini haben am Beispiel der Demenzforschung gezeigt, wie »Arzneien auf der Suche nach einer Krankheit« entwickelt werden. So wurden Donepezil und andere Mittel zur Behandlung von schwerem Alzheimer auch bei anderen Formen der Demenz eingesetzt, selbst wenn Beweise für die Wirksamkeit bei dieser Indikation fehlten. Um einen Effekt messen zu können, wurden 23 verschiedene klinische Bewertungen und Tests ausprobiert, die zumeist jedoch nicht für die entsprechende Erkrankung anerkannt waren. Die Medikamente wurden in der Folge immer häufiger verwendet, auch wenn Übersichtsstudien längst ergeben hatten, dass sie bei der Mehrheit der Patienten nicht ansprachen.

Für die New Yorker Psychiaterin Leonore Tiefer ist die Pathologisierung weiblicher Lust »ein Lehrbuchbeispiel« dafür, wie Krankheiten erfunden werden. Schon bevor Viagra 1998 zugelassen wurde, suchte die Industrie auch nach pharmakologischen Stimuli für die Frau. 1997 fand in Cape Cod eine von Pharmafirmen gesponserte Konferenz zum Thema statt: »Bewertung der weiblichen Sexualfunktion in klinischen Studien«. Seitdem haben Urologen viel dafür getan, mangelnde Lust als »Female Sexual Dysfunction« (FSD) zu popularisieren. In Boston eröffnete als erstes derartiges Institut die Women's Sexual Health Clinic, seit 2004 gibt es das *Journal of Sexual Medicine*, das regelmäßig auch Beilagen der Industrie zur FSD veröffentlicht. Willige Mediziner liefern passende Daten, wonach angeblich mehr als 40 Prozent der Frauen unter FSD leiden. Pfizer, der weltgrößte Pharmakonzern, versuchte jahrelang – letztlich vergeblich – den Markt für Viagra zu erweitern und damit die »female sexual arousal disorder« zu behandeln. Für John Bancroft, früherer Direktor des renommierten Kinsey-Instituts, sind diese Kampagnen ein »klassisches Beispiel dafür, wie die weibliche Sexualität mit vorgefassten, männlichen Diagnosekriterien erfasst werden soll«.

Auch die bipolare Störung, wie manisch-depressive Leiden genannt werden, wird immer häufiger. Die Erkrankung, die zu den schlimmsten Leiden überhaupt zählt, wird in einigen psychiatrischen Klassifikationen seit 1980 geführt. Durch Erweiterungen der Krankheitskriterien erhöhte sich die Zahl der Betroffenen von 0,1 auf fünf Prozent, wie David Healy von der Universität Cardiff nachgewiesen hat. Zudem entdeckten die Firmen einen neuen Markt: Manisch-depressive Leiden sollten nicht nur behandelt werden, wenn sie eingetreten waren – Psychopharmaka der neuen Generation wie Olanzapin, Risperidon und Quetiapin wurden fortan auch vorbeugend angepriesen. Zugleich wurden Fachzeitschriften wie *Bipolar Disorders* und *Journal of Bipolar Disorders* gegründet. Parallel entstanden mit Unterstützung der Industrie Fachgesellschaften.

Solche Aktivitäten zeigen sich auch in der wachsenden Zahl der Fachartikel zum Stichwort »Mood Stabilizer« (Stimmungsaufheller) in der internationalen medizinischen Datenbank Pubmed: Während zu Beginn der 90er-Jahre weniger als zehn Beiträge jährlich zu diesem Thema zu finden waren, sind es seit 2001 jedes Jahr mehr als 100. Dass die Medikamente das Risiko der Selbsttötungen eher erhöhten, blieb in den meisten Artikeln jedoch unerwähnt. David Healy kam in einer Analyse der absoluten Zahlen hingegen auf mehr als doppelt so viele Suizide unter der Therapie.

Auch die Konsumenten werden im Auge behalten: Auf firmennahen Websites für Patienten ist über Olanzapin zu lesen: »Bipolare Störungen sind oft eine lebenslange Erkrankung, die eine lebenslange Behandlung erforderlich macht. Symptome kommen und gehen, aber die Erkrankung bleibt. Die Menschen fühlen sich besser, weil die Arznei wirkt und fast jeder, der sie absetzt, wird wieder krank. Je mehr Rückfälle man hat, umso schwerer sind sie zu behandeln.« Die Auswirkungen solcher PR-Strategien sind schwer zu erfassen. In Texas hat jedenfalls eine Mutter die Diagnose ihrer zweijährigen Tochter korrigieren lassen. Das Mädchen galt zunächst als aufmerksamkeitsgestört, wurde dann aber als eine der jüngsten Patienten überhaupt als bipolar erkrankt eingestuft.

»Es besteht dennoch Grund zur Hoffnung«, sagt Ray Moynihan von der australischen Universität Newcastle, der immer wieder gegen die Medikalisierung angeschrieben hat. Die Medien trügen zwar dazu bei, dass Krankheiten erfunden und verkauft werden. Inzwischen gebe es aber nicht nur in der europäischen Presse ein Bewusstsein für die Usancen der Befindlichkeitsindustrie. »How Glaxo marketed a malady to sell a drug« (Wie Glaxo eine Krankheit vermarktet hat, um ein Medikament zu verkaufen) hieß eine Überschrift im *Wall*

Street Journal, als der Pharmakonzern ein neues Mittel gegen das Restless-Legs-Syndrom propagierte. Die *New York Times* brachte im März 2008 eine Geschichte mit dem Titel »Drug approved. Is disease real?« (Medikament zugelassen, gibt es die Krankheit?). Anlass war eine neue Arznei gegen Fibromyalgie – das Leiden mit den unklaren Muskelschmerzen. In der öffentlichen Wahrnehmung und bei Verbraucherschützern sei das Problem erkannt, so Moynihan.

Beschwerdefreie Gesunde können sich den Angeboten der Krankheitsverkäufer jedoch nur schwer entziehen. »Zum Ausgangspunkt für ärztliches Handeln kann schließlich alles werden, was von Normwerten abweicht oder sich als Vorzeichen solcher Abweichungen finden lässt«, sagt der Leipziger Soziologe Ulrich Bröckling. Um sich dagegen zu wehren, fordert Ray Moynihan Datenbanken, in denen die Strategien der Krankheitsverkäufer anhand von Beispielen dokumentiert werden. »Wenn man zudem zeigt, welche Kosten durch unnötige Medikalisierung entstehen, würden wohl auch Versicherungen und Politiker endlich aktiver werden.«

Vorsorge am fehlenden Organ

Manchmal bietet die Medizin überraschende Einblicke, die man weder auf den ersten noch auf den zweiten Blick glauben möchte. So wird beispielsweise Millionen Frauen in den USA ein Abstrich am Gebärmutterhals entnommen, obwohl sie keine Gebärmutter mehr haben. Was auf den ersten Blick paradox klingt, haben Forscher von der Dartmouth Medical School im Jahr 2004 belegt und im angesehenen *Journal of the American Medical Association* beschrieben: Von 22 Millionen amerikanischen Frauen ohne Gebärmutter wurde bei 15 Millionen ein Pap-Test gemacht. »Diese Frauen bekommen eine Krebsvorsorge für ein Organ, das sie nicht mehr haben«, sagt die überraschte Leiterin der Studie, Brenda Sirovich.

Der nach dem Mediziner Nicolas Papanicolaou benannte Pap-Test wird seit den 1940er-Jahren verwendet. Mit einem Spatel werden Zellen vom Gebärmutterhals abgeschabt und feingeweblich auf Veränderungen oder Krebsvorstufen untersucht. Knapp 7000 Tumore des Gebärmutterhalses werden in Deutschland jährlich entdeckt, rund 2000 Frauen sterben jedes Jahr daran. Jede Frau ab 20 hat Anspruch auf einen jährlichen Pap-Test.

Wenn Frauen die Gebärmutter entfernt wurde, ist der Pap-Test unnötig oder bestenfalls umstritten. Zwar können mit Hilfe eines Abstrichs auch bösartige Veränderungen in der Vagina entdeckt werden. Da diese Tumoren aber nur 0,3 Prozent aller weiblichen Krebsarten ausmachen, hat die US Preventive Services Task Force 1996 mitgeteilt, dass ein Pap-Test bei Frauen ohne Gebärmutter unnötig sei, wenn nicht ein Krebs der Grund für die Operation war.

Die Forscher um Brenda Sirovich untersuchten die Daten von 188 000 amerikanischen Frauen, die zwischen 1992 und 2002 erhoben wurden. Vor 1996 berichteten 68,5 Prozent der Frauen, dass bei ihnen ein Pap-Test trotz fehlender Gebärmutter gemacht wurde. Ein sogar noch etwas größerer Anteil – nämlich 69,1 Prozent – bekam nach 1996 einen Pap-Test. Das entspricht 15 Millionen Frauen. Bei dieser Zahl muss man 1,1 Millionen Frauen berücksichtigen, denen die Gebärmutter entfernt wurde, der Gebärmutterhals aber erhalten blieb – wie auch 2,2 Millionen Frauen, deren Uterus aufgrund einer Krebserkrankung entnommen wurde. Nach Expertenmeinung können in diesen Fällen Pap-Tests gerechtfertigt sein. Trotzdem bleiben nach dieser wohlwollenden Berechnung noch zehn Millionen

Frauen in den USA, bei denen diese Form der Krebsvorsorge überflüssig ist.

Daten zur Häufigkeit von Gebärmutterentfernungen und Vorsorgetests sind in Deutschland nicht verfügbar, ein bundesweites Krebsregister gibt es immer noch nicht. »Hier zu Lande werden sicher auch Abstriche genommen, wenn Frauen ohne Gebärmutter zum Gynäkologen kommen«, vermutet Ehrentraud Bayer-Pietsch, ehemalige Präsidentin der Deutschen Gesellschaft für Zytologie. Dafür kann es gute Gründe geben – nicht nur Schusseligkeit, Gewohnheit oder Geldgier: »Die Krebsvorstufen am Gebärmutterhals haben zugenommen und können auf die Vagina übergreifen«, sagt Nikolaus Freudenberg, Pathologe an der Universität Freiburg. »Deshalb kann ein Abstrich auch ohne Gebärmutter sinnvoll sein.« Doch auch wenn man diese Fälle berücksichtige, »bleiben etliche Tests unnötig«, so der Pathologe Volker Schneider.

Zwar könnten auch Frauen ohne Gebärmutter den Anspruch haben, dass die Untersuchung beim Gynäkologen nur vollständig sei, wenn ein Abstrich genommen wird. Dass die Tests Kosten verursachen und bei unklaren Ergebnissen die Frauen zusätzlich verunsichern können, scheint hingegen weder Ärzte noch Patientinnen zu stören.

Midlife-Crisis als Therapieziel

Die gute Nachricht zuerst: Es geht danach wieder aufwärts. Meistens zumindest. Die schlechte Nachricht: Entrinnen kann der Midlife-Crisis anscheinend niemand. Das ist das Ergebnis einer Studie, die im Frühjahr 2008 im Fachblatt *Social Science and Medicine* erschienen ist. Zwei Wirtschaftswissenschaftler aus den USA und Großbritannien haben für die Untersuchung die Daten von mehr als zwei Millionen Menschen aus 80 Nationen ausgewertet. David Blanchflower vom Dartmouth College und Andrew Oswald von der Universität Warwick kommen zu dem Schluss, dass die Krise in der Lebensmitte ein globales Phänomen ist – und dass sie jeden trifft. Ob Mann oder Frau, West oder Ost, arm oder reich, verheiratet oder ledig – niemals ist das Risiko für Depressionen und Unzufriedenheit größer als in den Jahren zwischen 40 und 50.

»Manche Leute leiden natürlich stärker als andere«, sagt Andrew Oswald. »Aber wie vielen Menschen es international ähnlich geht, ist schon überraschend. Wir wissen auch nicht, warum dieses Phänomen so konstant ist.« Der britische Ökonom und sein amerikanischer Kollege hatten Umfragen zum Wohlbefinden der Menschen in Westeuropa, den USA, Asien, Afrika, Australien und Lateinamerika analysiert. Die Erhebungen fanden zwischen 1972 und 2006 statt. Aus den Antworten der Befragten, wie zufrieden und glücklich sie waren, errechneten die Wissenschaftler für jede Nation das Durchschnittsalter, in dem die Stimmung auf dem Tiefpunkt war. Weltweit scheinen sich die Menschen mit etwa 44 Jahren am schlechtesten zu fühlen. Die Deutschen – hier wurden fast 55 000 Menschen befragt – kommen dem miserablen Mittelwert mit 42,9 Jahren sehr nahe.

Ein weiteres überraschendes Ergebnis für die Forscher war, dass sich die Stimmung und das Wohlbefinden im höheren Alter offenbar weltweit auch wieder verbessern. »Viele Menschen sind mit 70 Jahren – wenn sie noch gesund sind – wieder genauso glücklich, wie sie es mit 20 Jahren waren«, sagt Oswald. Aus ihren Daten schließen die Wissenschaftler, dass die internationale Stimmungskurve einen U-förmigen Verlauf hat – mit dem traurigen Tiefpunkt in der Mitte des Lebens. »Im höheren Alter werden die Menschen wieder zufriedener«, sagt Bruno

Allolio, Hormonexperte an der Universitätsklinik Würzburg. »Das liegt auch daran, dass dann zumeist die Verantwortung sinkt und Gelassenheit einkehrt.«

Über die Ursachen dafür, dass die Menschen rund um den Globus zeitlich eine erstaunlich ähnliche Phase angeben, in der es ihnen schlecht geht, können Forscher nur spekulieren. Ein Grund dafür könnte sein, dass man sich in mittleren Jahren endgültig eingestehen muss, dass manche Ziele unerreichbar bleiben werden. Für die bessere Stimmung nach der Midlife-Crisis gibt es andere Erklärungen: Ältere Menschen werden dankbarer dafür, dass sie noch leben und ihren Alltag genießen können. Zudem könnte es sein, dass unzufriedene Menschen früher sterben und die glücklichen Überlebenden die Stimmungskurve im Alter nach oben biegen.

Obwohl die britisch-amerikanische Studie erneut gezeigt hat, dass die Midlife-Crisis ein natürliches Phänomen ist, wurde immer wieder versucht, sie als krankhaft und behandlungsbedürftig darzustellen. »Dass Frauen seit den sechziger Jahren massenhaft Hormone verschrieben bekommen, ist das erste Beispiel dafür, dass ein ganzer Lebensabschnitt medikalisiert wird«, sagt Norbert Schmacke, Arzt und Gesundheitswissenschaftler an der Universität Bremen. Der Versuch von Pharmafirmen oder Ärzten, normale Entwicklungen als therapiebedürftig darzustellen, zeige sich hier einmal mehr. »Das Bild von der Frau als emotional labiles und hormongetriebenes Wesen wurde gezielt ausgenutzt«, sagt Schmacke. »Manche Frauen nehmen die Hormone dann ja unbefristet weiter.«

Die Medizin ist offensichtlich auf der Suche nach Möglichkeiten, eine Midlife-Crisis um jeden Preis zu verhindern. »Um Vermeidung geht es ja gar nicht«, sagt aber Peter Henningsen, Chefarzt der Psychosomatik an der TU München. »Diese Phase wird umso weniger krisenhaft, je bewusster man sich damit auseinandersetzt, welche Einschränkungen die Zeit mit sich bringt, aber auch welche neuen Möglichkeiten sich auftun.« Zudem falle in die Zeit der Midlife-Crisis ja auch oft die Erkenntnis, dass man manches, was einen in früheren Jahren getrieben und beunruhigt habe, jetzt viel gelassener verfolgen kann. »Die beste Therapie besteht zudem darin, zu akzeptieren, dass diese mittlere Lebensphase ein wichtiger Bestandteil eines gelingenden Lebens ist«, sagt Henningsen.

»Die Idee, mit Hormonen das Alter aufhalten zu wollen, ist gescheitert – bei Männern wie bei Frauen«, sagt Bruno Allolio. Trotzdem reden fragwürdige Anti-Aging-Propheten auch Männern ein, dass sie in die Wechseljahre kommen würden und sich behandeln lassen sollten. Um im Alter langsam absinkende Testosteronspiegel und die natürlicherweise nachlassende Leistungskraft anzuheben, gibt es etliche medizinisch nutzlose Präparate. »Die Wechseljahre des Mannes existieren nicht«, sagt Allolio. Der Zusammenhang zwischen männlichem Befinden und der Höhe des Testosteronspiegels sei äußerst dünn. Kommerziell erfolgreich war die Kampagne bisher auch nicht. »Hier rettet die Männer ausnahmsweise wohl ihr wenig ausgeprägtes Gesundheitsbewusstsein«, sagt Norbert Schmacke.

Von der Trauer zur Depression

Die Nachricht ist ein Stimmungskiller. Zunächst hatte sie die Laune der Firmen verdorben, die Antidepressiva herstellen. Aber auch diejenigen Ärzte waren enttäuscht, die jene Medikamente, die in der Fachsprache SSRI heißen, millionenfach verschrieben hatten. Allein der prominenteste Vertreter Prozac – in Deutschland Fluctin genannt – ist weltweit schon von mindestens 40 Millionen Menschen geschluckt worden. Niedergeschlagen werden wohl auch die Menschen reagieren, die regelmäßig Psychopharmaka eingenommen haben und jetzt erfahren, dass deren Wirkung kaum stärker ist als die von Zuckerpillen. Dies legt zumindest eine Studie im Fachblatt *PLOS Medicine* nahe, die im Frühjahr 2008 erschienen ist.

Die fragliche Wirksamkeit betrifft Medikamente, die zu enormen Verkaufsschlagern geworden sind. Zweifellos ist eine Depression eines der schlimmsten Leiden. In den vergangenen Jahren wurde aber auch kritisiert, dass mittlerweile bei viel zu vielen Menschen eine Depression diagnostiziert wird – die Zahl der psychisch Kranken habe nicht zugenommen, wohl aber die derjenigen, die als solche behandelt werden. Ärzten und Arzneimittelherstellern ist es gelungen, immer mehr Menschen mit Stimmungstiefs für krank zu erklären oder vorbeugend zu therapieren. Indem die Krankheitskriterien ausgeweitet werden, werden weite Bevölkerungsteile von einer Vorsorgestrategie erfasst.

In ihrem Buch *The Loss of Sadness* (2007) beschreiben die US-Forscher Allan Horwitz und Jerome Wakefield, wie die Psychiater gemeinsam mit der Pharmaindustrie aus normaler Traurigkeit eine depressive Erkrankung gemacht haben. Verschreibungszahlen für Psychopharmaka spiegelten dies wider: Mit Einführung der neuen Antidepressiva vom Typ SSRI in den achtziger und neunziger Jahren, deren Wirksamkeit in den neuen Studien angezweifelt wird, stieg auch die Zahl der angeblich Kranken. In den USA hat sich die Zahl derjenigen, die wegen einer Depression behandelt wurden, allein in der Zeit von 1987 bis 1997 von 1,7 auf 6,3 Millionen fast vervierfacht.

»Patienten ging es zwar besser, wenn sie Antidepressiva einnahmen«, sagt Irving Kirsch von der britischen Universität Hull, der die Studie geleitet hat. »Es ging ihnen aber auch besser, wenn sie nur Scheinmedikamente bekamen. Der Unterschied zwischen beiden Gruppen war nicht sehr groß.« Immerhin sei ein positives Ergebnis seiner Analyse, dass es Depressiven auch ohne Pharmakotherapie besser gehen könne, findet Kirsch.

Gemeinsam mit Kollegen aus Nordamerika hat der Forscher alle Daten ausgewertet, die bei der US-Arzneimittelbehörde FDA eingereicht worden waren, um zwischen 1987 und 1999 die Zulassung für vier bekannte Antidepressiva zu bekommen. Die Wissenschaftler bezogen in ihre Meta-Analyse auch nicht publizierte Studien ein. Das erhöht die Qualität der Auswertung, denn der Stand der Wissenschaft beruht oft auf verzerrten Grundlagen. Studien mit positivem Ausgang werden häufiger veröffentlicht. Untersuchungen mit negativem Ergebnis publizieren Arzneihersteller und Forscher hingegen oftmals nicht.

Kirsch und sein Team entdeckten in ihrer Analyse, dass sich die Stimmung der Probanden durch Antidepressiva kaum verbesserte. Bei leichter wie bei schwerer Depression fand sich kaum ein Unterschied zu der Behandlung mit Placebos. In der kleinen Gruppe der sehr schwer Depressiven war die Wirkung zwar etwas stärker, aber immer noch gering ausgeprägt. »Man kann nicht voraussagen, welches Mittel wem hilft und muss daher oft das Gießkannenprinzip anwenden«, sagt Wolfgang Maier vom Vorstand der Deutschen Gesellschaft für Psychiatrie fast entschuldigend. »Eine Meta-Analyse wie diese kann Vorteile im Einzelfall schon mal einebnen.«

»Eine solche Zusammenschau der verfügbaren Daten ist das einzige Mittel, um mehr Klarheit zu bekommen«, sagt hingegen Gerd Antes vom Deutschen Cochrane-Zentrum, das die Qualität medizinischer Studien bewertet. »Lässt sich bei einer derartigen Analyse nicht zeigen, dass Medikamente besser als Placebos sind, sollte man den Gebrauch der Mittel überdenken.« Schon länger ist bekannt, dass der Unterschied zwischen der Wirksamkeit eines antidepressiven Medikaments im Vergleich zu Placebos ziemlich gering ist – manchmal sogar so gering, dass er sich in manchen Studien gar nicht nachweisen lässt.

Manche Ärzte befürchteten das Schlimmste für ihre Patienten, seitdem in der Übersichtsstudie bezweifelt wurde, dass neuere Antidepressiva besser wirken als Scheinmedikamente. Es gab eine heftige Debatte unter Medizinern. Der Psychiater Ulrich Hegerl von der Universitätsklinik Leipzig – Sprecher vom Kompetenznetz Depression – kritisierte ebenso wie Florian Holsboer, der Leiter des Max-Planck-Instituts für Psychiatrie in München, die Berichte, weil sie angeblich die Patienten verunsicherten. Beide Ärzte befürchten, dass die Veröffentlichungen, die lediglich Forschungsergebnisse wiedergegeben hatten, »einige Menschenleben kosten« würden.

Die neue Untersuchung zu den Antidepressiva legte schließlich nahe, dass der Nutzen der Medikamente nicht so groß sei, wie häufig behauptet wird. Das hatten frühere Studien bereits angedeutet. Das heißt allerdings nicht, dass die Mittel überhaupt nicht wirken – der Placeboeffekt ist bei depressiven Patienten enorm und macht womöglich 75 Prozent der Wirkung der Medikamente aus. Dass die Medikamente nur bei schweren Depressionen helfen, liegt womöglich daran, dass Patienten mit schweren Depressionen so niedergeschlagen sind, dass sie kaum auf Placebos reagieren, während bei leichteren Depressionen Placebos oftmals genauso viel helfen wie die Medikamente.

Schon im Januar 2008 wurden in einer Studie im angesehenen *New England Journal of Medicine* Antidepressiva kein gutes Zeugnis ausgestellt. Die Untersuchung zeigte, dass ein Drittel der Studien zu neueren Antidepressiva von den Firmen nie veröffentlicht und damit eventuelle Gefahren und eine womöglich schwache Wirksamkeit verheimlicht wurden.

Nur 14 Prozent der Studien, in denen Medikamente nicht besser abschnitten als Zuckerpillen, wurden publiziert, während Studien mit Ergebnissen, die positiv für die Arzneihersteller ausfielen, fast alle veröffentlicht wurden.

Nach großzügigen Schätzungen mancher Ärzte und der Tablettenhersteller leiden fünf bis zehn Prozent der Bevölkerung an einer Depression – vier bis acht Millionen Menschen wären das allein in Deutschland. Nach anderen Schätzungen leiden sogar bis zu 15 Prozent vor dem 60. Lebensjahr an einer Depression. Diese Angaben werden jedoch bezweifelt, weil sich in den USA die Zahl der angeblich Kranken in den 90er-Jahren plötzlich vervielfachte, als neue Antidepressiva wie Prozac aggressiv beworben wurden.

Welche Zahlen auch immer richtig sind – die Depression ist das häufigste psychische Leiden überhaupt. Die Weltgesundheitsorganisation schätzt, dass Depressionen bis zum Jahr 2020 – nach den Herzkreislaufleiden – die zweithäufigste Ursache für Erwerbsunfähigkeit und Behinderung sein werden. Die Mehrzahl der mindestens 11 000 Selbsttötungen, die jedes Jahr in Deutschland verübt werden, geht auf eine Depression zurück.

Gelegentlich wird die Depression mit einem Stimmungstief gleichgesetzt. »Depression hat aber nichts mit ein bisschen Traurigkeit zu tun«, sagt Michael Wirsching, Leiter der Psychosomatik an der Universitätsklinik Freiburg. »Wer eine Depression mitbekommen hat, diese emotionale Leere, diesen Schleier, dieses Nicht-hoch-Kommen – das ist ein hundeelender Zustand.«

Mit der zunehmenden Verordnung von Antidepressiva wurde auch der Streit um die richtige Therapie immer heftiger. Zwar sind sich Ärzte und Psychologen einig, dass die Behandlung beides, Medikamente und Psychotherapieverfahren umfassen soll – allerdings mit unterschiedlichen Schwerpunkten. Es ist offenbar von Vorlieben der Hausärzte und dem Zufall abhängig, ob ein Patient in die Psychiatrie, Psychosomatik oder in ein Landeskrankenhaus kommt. »Manchmal liegt es daran, ob ein Patient die linke oder rechte Straßenseite benutzt«, hat der Psychosomatiker Wirsching diese willkürliche Praxis einmal beschrieben.

Natürlich kann es trotz der begrenzten Wirksamkeit sinnvoll sein, schwere Depressionen medikamentös zu behandeln: Es gibt Untersuchungen, die zeigen, dass es nach einem ersten Behandlungsversuch nur maximal einem Drittel der Patienten besser geht, nach dem vierten immerhin bis zu zwei Dritteln. Das ist sehr unbefriedigend, aber aus Sicht mancher Ärzte besser als nichts. Seit Jahren weisen Experten bis hin zur Weltgesundheitsorganisation darauf hin, dass Depressionen zu selten erkannt und behandelt werden. Es gibt einerseits eine Untertherapie, andererseits aber auch eine Überbehandlung.

Mehrfach haben Forscher darauf hingewiesen, dass die mit viel Marketingaufwand in den Markt gebrachten neuen Antidepressiva nicht besser, sondern nur teurer seien als die alten und ihr Nutzen überschätzt werde. Der Gesundheitswissenschaftler Norbert Schmacke von der Universität Bremen warnt davor, dass sich die »Pharmakotherapie zu einem modernen Nahrungsergänzungsbestandteil entwickelt, weil es am Ende nicht mehr gelingen wird, das normale Maß an schlechten Stimmungen von dem behandlungsbedürftigen Kern von Depressionen mit Krankheitswert abzugrenzen«.

»Sieht man unsere Ergebnisse, gibt es wenig Gründe, diese Antidepressiva zu verordnen«, sagt Studienleiter Kirsch. Die neueren Antidepressiva vom Typ SSRI sind ein Umsatzrenner der Pharmakonzerne und um ein Vielfaches teurer als etwa Benzodiazepine. Die Nebenwirkungen von Antidepressiva sind

zudem erheblich. Der britische Psychiater Tim Kendall empfiehlt deshalb, künftig nicht mehr allein Studien von Pharmafirmen zu vertrauen. Britische Behörden überprüfen derzeit ihre
Empfehlungen zu Antidepressiva. »Aus der Abwägung der Vorteile und Nachteile wurden die Mittel damals zugelassen«, sagt
Psychiater Maier.

Die Erfindung des Prädiabetes

Einstmals war Zucker eine begehrte Importware und ein we-
sentlicher Grund dafür, dass Millionen Sklaven aus Afrika
in die Neue Welt verschleppt wurden. Heute sind die süßen
Kristalle vor allem ein Streitobjekt von Ärzten und Wissenschaftlern. Die nämlich sind uneins darüber, welche Zucker-
konzentrationen im Blut des Menschen aus gesundheitlichen
Gründen noch toleriert werden können. Der Zoff um den Zuk-
ker kreist um die Frage, ab wann Menschen in Gefahr sind, zu
Diabetikern zu werden – und ob vorbeugend etwas dagegen
getan werden kann, damit es nicht so weit kommt.

Kontrovers diskutiert wird beispielsweise ein Text, der mit
Unterstützung der Deutschen-Diabetes-Gesellschaft und der
pharmanahen Aventis-Stiftung entstanden ist und im Februar
2008 einigen ärztlichen Gremien vorgelegt wurde. Der »Nationale Aktionsplan Diabetes mellitus«, der sich schon dem Namen nach martialisch anhört, formuliert viele erstrebenswerte
Ziele im Kampf gegen die Zuckerkrankheit: So sollen Übergewicht und Bewegungsmangel eingedämmt und das gesellschaftliche Bewusstsein für die Gefahren eines sesshaften Lebensstils geschärft werden. Dennoch sagt Günther Egidi vom
Vorstand der Deutschen Gesellschaft für Allgemeinmedizin:
»Diese Pläne weisen terroristische Züge auf. Patienten werden

im Big-Brother-Stil überwacht und die vorgeschlagenen Gegenmaßnahmen halten einer wissenschaftlichen Überprüfung nicht stand.«

Was den Bremer Arzt so in Rage bringt, findet sich im letzten Drittel des Papiers. So sah der Nationale Aktionsplan vor, dass bei allen Menschen über 45 Jahren untersucht werden soll, ob sie eine Neigung zum Diabetes haben. Der Test sollte zudem Bestandteil der Kontrolluntersuchung »Check-up 35« werden, war dem Entwurf zu entnehmen. Auch Altenheimbewohner sind eine mögliche Zielgruppe, um auf Diabetes getestet zu werden. Für Patienten, die den Behandlungszielen normales Gewicht und niedriger Blutzucker nahe kommen, sollten Bonus-Zahlungen in Aussicht gestellt werden und alle Ergebnisse der Untersuchungen womöglich bundesweit gespeichert werden. Zudem sah der Plan vor, Diabetikern, die kein Insulin spritzen, zu empfehlen, ihren Zucker häufiger selbst zu kontrollieren.

»Prinzipiell ist es ja gut, etwas gegen eine so verbreitete Krankheit wie Diabetes zu tun«, sagt Allgemeinmediziner Egidi. »Jeder Arzt hat schließlich das Ziel, dass weniger Zuckerkranke erblinden, an die Dialyse müssen oder ein Bein durch Amputation verlieren.« Die Vorschläge im Nationalen Aktionsplan trügen jedoch nicht dazu bei, die Situation der Kranken zu verbessern. Zudem würden auf diese Weise Gesunde zu Kranken gemacht. Immer wieder taucht in dem Aktionsplan der Begriff »Prädiabetes« auf. Die Deutsche Gesellschaft für Allgemeinmedizin warnt deshalb vor der »Pathologisierung großer Bevölkerungsteile« und hat in einer Stellungnahme »die Ausweitung von Diagnostik auf große Teile der Bevölkerung abgelehnt«, da dies nicht zu speziellen Behandlungsmöglichkeiten führen würde. »Es ist immer das gleiche Muster«, sagt Egidi. »Man verschärft die Grenzwerte und erhöht so die Zahl derer, die angeblich therapiebedürftig sind.«

Seit Anfang Mai 2008 gibt es infolge erheblicher Kritik einen überarbeiteten zweiten Entwurf des Aktionsplans, der die Ziele viel indirekter formuliert. »Wir wollen nicht die ganze Bevölkerung untersuchen«, sagt Rainer Lundershausen von der DDG, die maßgeblich auch an diesem Entwurf beteiligt war. »Es geht uns vielmehr darum, die persönliche Gefährdung der Menschen abzuschätzen und Risikogruppen zu identifizieren.« Sei das geschehen, könne man an diese Gruppen gezielt herantragen, dass sie sich mehr bewegen, bewusster ernähren und ihr Gewicht reduzieren sollten.

Ärzte, die den Nationalen Aktionsplan ablehnen, stört jedoch, dass darin Untersuchungen und Therapien nahegelegt werden, für die es keine überzeugenden Nutzenbelege gibt. »Verschiedene große Studien haben in letzter Zeit gezeigt, dass es eher schädlich ist, den Blutzucker unter bestimmte Zielwerte zu senken«, sagt Peter Sawicki. »Man sollte lieber erstmal das umsetzen, von dem man auch sicher weiß, dass es für die Patienten gut ist.«

Und es sollte das vermieden werden, was überflüssig oder sogar schädlich für die Patienten ist. So zeigte sich, dass Diabetiker, die sich kein Insulin spritzen müssen, getrost auf die tägliche Selbstkontrolle ihres Blutzuckers verzichten können. Zu diesem Ergebnis kamen Ärzte der Universitäten Oxford und Londonderry im *British Medical Journal* im Frühjahr 2008. »Auf Lebensqualität und Gesundheit der Leute wirkt sich die regelmäßige Messung nicht positiv aus«, sagt Judit Simon, Hauptautorin einer der beiden Untersuchungen. »Die Routinebestimmungen sind teuer und dämpfen zudem die Lebensqualität der Menschen.«

Die Zuckerkrankheit wird in wohlhabenden Ländern häufiger. Vor zehn Jahren nahmen Ärzte an, dass vier bis fünf Millionen Menschen in Deutschland von Diabetes betroffen sind, davon 90 Prozent vom dem als Alterszucker bezeichneten Typ II. Inzwischen vermuten Mediziner, dass es fünf bis sechs Millionen Diabetiker in Deutschland gibt, Tendenz steigend. Um Folgeleiden wie Nierenversagen, Gefäßverschluss und Erblindung zu verhindern oder hinauszuzögern, wird auch Typ-II-Diabetikern, die nicht Insulin spritzen, von manchen Ärzten und Fachverbänden geraten, den Blutzucker mehrmals täglich zu kontrollieren.

Nach Untersuchungen der britischen Ärzte ist dieser Rat jedoch unsinnig. Die Mediziner hatten fast 500 Typ-II-Diabetiker zwei Jahre lang untersucht und in drei Gruppen eingeteilt. Ein Teil der Patienten ging nur bei Beschwerden und Routinebesuchen zum Arzt, die anderen beiden Gruppen maßen ihren Blutzucker täglich und ließen sich Werte und Verhaltensvorgaben von ihrem Arzt erklären oder erlernten selbst, was sie bei welchen Werten zu tun hatten. Am Ende der Beobachtungsphase ging es den Diabetikern, die regelmäßig Blutzucker gemessen hatten, jedoch keineswegs besser als der Gruppe, die nicht ständig kontrollierte. Weder war der Blutzucker besser eingestellt, noch die Lebenszufriedenheit größer – im Gegenteil: Patienten, die immer wieder ihren Blutzucker bestimmten, waren sogar häufiger depressiv. Zudem war die Selbstmessung im Mittel 90 Pfund (etwa 112 Euro) pro Jahr teurer. »Wenn ein Diabetiker sich nicht selbst kontrollieren will, ist seine Versorgung keinesfalls schlechter«, sagt Maurice O'Keane, Leiter einer der Studien.

»Es gibt keinen Vorteil für Patienten«, sagt Günther Egidi von der Deutschen Gesellschaft für Allgemeinmedizin. »Die Messung hat keine Konsequenzen.« Es reiche, wenn Diabetiker regelmäßig zum Arzt gingen und stichprobenartig einmal pro Woche den Zucker im Urin testen ließen. »Hier geht es auch um kommerzielle Aspekte«, vermutet Egidi, denn der tägliche

Test werde von industrienahen Ärztegruppen empfohlen. 50 Blutzuckerteststreifen kosten etwa 35 Euro und werden mehrmals täglich verwendet. 100 Streifen für den Urintest sind hingegen für knapp zehn Euro zu haben und viel seltener nötig.

Die Therapiegrundlagen von Diabetikern und solchen, die es werden könnten, sind in jüngster Zeit gleich mehrfach erschüttert worden. Im Jahr 2007 verunsicherte eine Untersuchung im *New England Journal of Medicine* Ärzte wie Patienten, weil Diabetiker unter Therapie mit der Substanzgruppe der Glitazone vermehrt Herzinfarkte bekamen. In einer anderen Studie erlitten mehr Frauen Knochenbrüche, wenn sie Medikamente aus dieser Gruppe einnahmen. Noch überraschender war der vorzeitige Abbruch der Accord-Studie im Februar 2008. Die britische Studie hatte gezeigt, dass eine starke Senkung des Blutzuckers zu mehr Todesfällen unter den Diabetikern führte.

»Diese Ergebnisse widersprechen dem ärztlichen Grundverständnis, dass eine möglichst strenge Blutzuckerkontrolle Spätkomplikationen des Diabetes vermeiden und so die Prognose der Patienten verbessern kann«, sagt Martin Reincke, Diabetes-Experte an der Ludwig-Maximilians-Universität München. »Man muss sich in der Diabetes-Behandlung vom glukozentrischen Weltbild lösen«, fordert der Mediziner daher. »Nur auf den Blutzucker zu starren, bringt nichts.« Zudem ist auch die tägliche Selbstkontrolle des Blutzuckers bei der großen Gruppe der Diabetiker unergiebig, die sich noch kein Insulin spritzen müssen. »Man sollte nur dann etwas messen, wenn man es auch ändern kann«, sagt Reincke.

Diabetes-Experte Sawicki fordert, unbewiesene oder womöglich sogar schädliche Empfehlungen aus den Vorschlägen zur Diabetes-Behandlung zu streichen. »Man sollte nicht anfangen, die Fenster zu putzen, wenn das Haus brennt«, sagt der Kölner Mediziner zu dieser Art unnötiger Vorsorge. »Leider issen wir nicht genau, was wir der erhöhten Gefährdung der Diabetiker entgegensetzen können. Auf jeden Fall ist es bewiesenermaßen sinnvoll, ihren Blutdruck auf Werte von unter 140 zu 90 zu senken, um ihr Risiko für einen Infarkt und Schlaganfall zu verringern.«

Die Akteure hinter dem Nationalen Aktionsplan sehen sich dem Vorwurf ausgesetzt, zu pharmafreundlich und nicht auf der Grundlage wissenschaftlich fundierter Medizin zu argumentieren. Sie würden »immer größere Leistungsausweitungen« für Medikamentengruppen propagieren. »Vielleicht können die Interessenkonflikte vieler Vertreter der DDG diese Situation erklären«, sagt Günther Egidi.

Sawicki fordert, den Nutzen für die Patienten zu beachten. »Die ursprünglich geplanten Aktionen bei leicht erhöhten Werten wären manchmal verfrüht, manchmal schädlich gewesen«, kritisiert Sawicki. »Das ist wie das Öllämpchen im Auto, das rot aufleuchtet – da bringt es nichts, es einfach rauszuschrauben, wenn Öl fehlt.« Ebenso unsinnig sei ein Bonus für erbrachte Leistungen. Als dieses System des so genannten Pay-for-Performance zur Blutdrucksenkung in Großbritannien eingeführt wurde, »hatten wie von Zauberhand plötzlich alle Patienten normale Blutdruckwerte«, erinnert sich Allgemeinmediziner Egidi. »Oder die Ärzte wollten manche Kranken nicht mehr behandeln, weil ihnen die schlechten Blutwerte sonst das Honorar vermiest hätten.«

Die Krankmacher:
Wie Ärzte Gesunde zu Patienten stempeln

Wer gesund ist, wurde nur noch nicht ausreichend untersucht. Diesen in Medizinerkreisen kursierenden Spruch scheinen Europas Kardiologen beherzigt zu haben, als sie in den vergangenen Jahren ihre Leitlinien zur Vorbeugung von Herz-Kreislauf-Leiden entwickelten. Die Allgemeinmediziner Steinar Westin aus Norwegen und Iona Heath aus Großbritannien werfen der Europäischen Gesellschaft für Kardiologie jedenfalls vor, durch ihre Empfehlungen die meisten Erwachsenen zu Patienten zu machen. Im Fachblatt *British Medical Journal* formulierten sie im Jahr 2005 ihre massive Kritik: Die stetig abgesenkten Grenzwerte für Blutdruck und Cholesterin pathologisierten den Durchschnitt der Bevölkerung.

In der Tat haben Untersuchungen an mehr als 60 000 Norwegern ergeben, dass es kaum noch Gesunde gibt, folgt man Europas Herzexperten: Diese empfehlen Grenzwerte beim Blutdruck von 140 zu 90 und beim Cholesterin von 193 Milligramm pro Deziliter Blut. Unter diesen Werten bleibt aber höchstens ein Viertel aller Erwachsenen.

Nach den Erkenntnissen der Europäischen Kardiologen ist die Gesundheit der Europäer offenbar massiv bedroht. Mehr als 90 Prozent der 50-Jährigen hätten demnach ein erhöhtes Risiko, frühzeitig einen Herzinfarkt oder Schlaganfall zu erleiden. Umgerechnet auf alle Erwachsenen wären es 76 Prozent. Die Gefährdung beginnt demnach schon in sehr jungen Jahren: Bereits die Hälfte der 24-Jährigen hätte ein erhöhtes Herz-Kreislauf-Risiko zu tragen. Durch ihre strengen Kriterien, so Westin und Heath, stempelten Ärzte Gesunde zu Patienten.

Heath und Westin diagnostizieren schwer wiegende Folgen der flächendeckenden Krankmacherei – sie kosten Geld und Zeit für diejenigen, die wirklich krank seien: »Kein noch so reiches Land kann es sich leisten, immer größere Teile der Bevölkerung zu behandeln.« Das sei nicht der einzige Grund, der dagegen spreche, Erwachsenen einzureden, sie hätten ein großes Risiko für Herzinfarkt und Schlaganfall: Der Nutzen einer Therapie ist bei niedrigen Werten geringer, die Nebenwirkungen hingegen bleiben. »Es gibt sogar Hinweise darauf, dass die Versorgung durch immer niedrigere Grenzwerte schlechter wird«, sagt der Kölner Gesundheitsexperte Peter Sawicki. »Patienten werden demotiviert, weil sie die irrealen Zielvorgaben nicht erreichen können.«

Zudem gibt es kaum Erkenntnisse darüber, wie sich die Senkung von Blutdruck und Cholesterin über Jahrzehnte auswirkt – weder im Hinblick auf die Wirksamkeit noch auf die Nebenwirkungen. Umstritten sind auch die Folgen fürs Gemüt: »Was bedeutet es psychologisch, wenn man das Etikett ›erhöhtes Risiko‹ verpasst bekommt?«, fragen Westin und Heath.

Der unberechenbare Fortschritt

Es ist noch nicht lange her, da glaubten die Menschen, sie hätten ihre Risiken im Griff. Wim Thoelke fragte im »Großen Preis« die Kandidaten nach ihrem Einsatz (»Wieviel setzen Sie?«), wenn sie beim Ratespiel zufällig das »Risikofeld« erwischten. Wagemutige riskierten dann den kompletten bis dahin erspielten Gewinn, Sicherheitsbedürftige gaben sich mit weniger zufrieden. In Zweifelsfällen wurde ein Oberschiedsrichter um Rat gefragt. Und die Zuschauer wussten, dass die Risiken absehbar und kalkulierbar blieben.

Den »Großen Preis« gibt es nicht mehr, und auch die Zeiten, in denen man noch an risikofreien Fortschritt glaubte, sind vorbei. Der Soziologe Ulrich Beck hat mit seinem Bestseller *Risikogesellschaft* den Begriff für eine Epoche geprägt, in der wissenschaftlich-technologischer Fortschritt nie allein euphorisch, sondern stets skeptisch mit einem »Ja, aber« kommentiert werde. Katastrophen, wie sie in Seveso, Bhopal und Tschernobyl geschehen sind, beschleunigten den Erkenntnisprozess, dass Neuerungen zumeist auch Schattenseiten haben.

Beispielhaft für einen Wandel der Risikowahrnehmung ist die Beurteilung der Anti-Baby-Pille. Die Wissenschaftshistorikerin Lara Marks vom Imperial College London hat das wechselvolle Image der »Pille« genauer untersucht. Seit den ersten klinischen Versuchen 1956 haben schätzungsweise mehr als 300 Millionen Frauen weltweit die Hormone zur Empfängnisverhütung eingenommen. Um Frauen von der Pille zu überzeugen, wiesen Arzneimittelhersteller und Ärzte in den 60er-Jahren darauf hin, dass Schwangerschaften mit Komplikationen einhergehen könnten und manche Frauen sogar bei der Geburt sterben. Weniger riskant sei es da, die Pille zu nehmen. Mit dem Slogan »Andromeda ist von ihren Ketten befreit« bewarb eine Pharmafirma 1964 die hormonelle Empfängnisverhütung und sah das »Ende der Unterdrückung der Frau durch den Zyklus und die Störungen ihres reproduktiven Apparates« nahen.

In den 70er- und 80er-Jahren änderte sich die Einschätzung. Zwar brachte die Pille Frauen neue Freiheiten und erleichterte das, was später als »Sexuelle Revolution« verklärt wurde. Doch in die Diskussion mischte sich bald die Angst vor Risiken wie Krebs und Thrombose. Jetzt gingen Frauen das größere Wagnis ein, wenn sie die Pille nahmen. In den 90er-Jahren standen die Hormone in Tablettenform wieder besser da, weil sie angeblich vor Brustkrebs schützten. Mit der Diskussion um die Hormontherapie in den Wechseljahren, die spätestens seit kritischen Studien im Jahr 2002 vehement einsetzte, schmolz der vermeintliche Vorteil jedoch wieder dahin.

Abhängig von der Karriere der Pille verlief die Bewertung von Kondomen. Galten Präservative vor 1960 als sicheres und übliches Mittel zur Verhütung, wurden sie mit der Verbreitung der Pille als schmuddelig und unsicher beurteilt. Es wurde geradezu zur Mutprobe für einen jungen Mann, Präservative zu kaufen. »Seit dem Aufkommen von Aids sind Kondome hingegen wieder zuverlässig und akzeptabel«, so Marks. Zur veränderten Wahrnehmung der Anti-Baby-Pille und von Kondomen kam es auch, weil es immer häufiger die betroffenen Frauen waren, die definierten, was gefährlich war und was nicht. Ärzte mussten sich daran gewöhnen, ihr Deutungsmonopol der Risiken zu teilen.

Das war zu Zeiten Robert Kochs anders. Der Entdecker des Tuberkelbazillus war im Jahr 1890 fest davon überzeugt, ein »Geheimmittel« gegen Tuberkulose gefunden zu haben. Er injizierte einem 30-Jährigen, der nur an einer leichten Form der Krankheit litt, drei Wochen lang Tuberkulin. 14 Tage später starb der Patient. Auch weitere 54 der insgesamt 1700 behandelten Tuberkulose-Kranken überlebten die Behandlung mit Tuberkulin nicht.

Statt den Misserfolg zuzugeben, täuschte Koch sich selbst: Die Fieberreaktionen der Patienten wertete er als Therapieerfolg. Als Rudolf Virchow ihn kritisierte und feststellte, dass die Tuberkulose trotz des Tuberkulins fortschritt, brach Koch zu einem längeren Urlaub nach Ägypten auf. Während des Wiesbadener Internistenkongresses im April 1891 kam es zu Diskussionen über die »Tuberkulin-Therapie«, die Gefahren wurden einer größeren Öffentlichkeit bekannt. Auch wurde ruchbar, dass Koch nicht nur medizinische Interessen im Sinn hatte, sondern auch auf die Vermarktung seiner Arznei spekulierte. Selbstkritik Kochs oder der Ärzte, die sein Verfahren nachahmten, blieb jedoch aus. »Als der Skandal vorbei war, wollte niemand mehr daran erinnert werden«, sagt der Medizinhistoriker Christoph Gradmann von der Universität Heidelberg.

So blieb die Erörterung der Tuberkulinaffäre weitgehend Sache der Ärzte und Forscher. Eine kritische Öffentlichkeit, die Mitbestimmung oder Schadensersatz forderte, existierte nicht. Auch sprachen die Mediziner nicht von Risiken, sondern von Gefahren: Risiken konnten kalkuliert werden. »Gefahren hingegen galten als unberechenbar, ja schicksalhaft«, so Gradmann, »daher konnte niemand für sie verantwortlich gemacht werden.«

Typisch für medizinische Innovationen ist auch, dass ihre Risiken häufig unsichtbar bleiben und negative Behandlungsfolgen nur selten zweifelsfrei auf die Behandlung zurückführbar sind. So fand in der Frühphase der Radiologie nur das Risiko für Ärzte und Techniker Beachtung. 1936 wurde in Hamburg ein Denkmal enthüllt, das denen gewidmet war, die in Ausübung ihres Berufs den Folgen der Röntgenstrahlen erlegen waren. Das Buch *Märtyrer der Radiologie* von 1947 erschien 1992 in vierter Auflage. Patientenbücher oder -gedenktafeln gibt es hingegen nicht.

Medizinische Innovation war zwar schon immer risikobehaftet. Aber erst in den letzten Jahrzehnten wurden die Muster der Risikowahrnehmung zunehmend aufgebrochen. »Das klassische Konzept der Selbstregulierung hat ausgedient«, sagt der Freiburger Medizinhistoriker Ulrich Tröhler. »Lange hatten es die Mediziner geschafft, die Risiken zu definieren und sich auch als die Experten zu profilieren, die sie in den Griff bekommen.«

Mittlerweile hat eine Demokratisierung des Risikos stattgefunden. Dazu gehört allerdings auch, dass Fachleute Entscheidungen abwälzen. Unter Begriffen wie »Mitbestimmung« oder »Informed Consent« sind Patienten persönlich gefordert, sich zu ihrer Therapie zu äußern. Und einen allwissenden Oberschiedsrichter gibt es nicht mehr. Robert Koch konnte trotz seiner Berühmtheit noch forschen, ohne die potenziellen Gefahren seiner Versuche öffentlich zu machen. Inzwischen hat der Risikodiskurs in der Medizin auch den Patienten erfasst. Das heißt nicht nur, dass Patienten ihre Sicht der Ursachen und Behandlungsmöglichkeiten darstellen können. Immer stärker wird ihnen auch die Verantwortung auferlegt, sich selbst um ihre Gesundheit zu kümmern.

Die 13 Gebote:
Wie man in der Krankenversicherung bleibt

Jeder ist für seine Gesundheit verantwortlich. Das klingt gut, stimmt aber längst nicht immer: Manche Krankheiten und Unfälle sind Schicksal – vor ihnen kann man sich nicht schützen, selbst wenn man es wollte. Trotzdem setzt sich immer mehr die Einstellung durch, dass gesundes Verhalten belohnt und riskantes bestraft werden soll. Vorsorge gilt als nützlich und förderungswürdig. Wohin es führen kann, wenn sich die hiesigen Tendenzen weiter verstärken, zeigt das Beispiel der USA. Dort werden bereits Ermahnungs- und Vorsorgeprogramme damit gekoppelt, ob man weiter Mitglied der Krankenversicherung bleibt. Wer sich nicht nach fragwürdigen Empfehlungen zur Vorsorge richtet, wird ausgeschlossen.

Die Haltung der Bevölkerung unterstützt solche Maßnahmen offenbar. So sprachen sich in den USA im Juli 2006 in einer Umfrage etwa 53 Prozent der Teilnehmer dafür aus, dass Menschen mit ungesundem Lebensstil höhere Prämien für die Krankenversicherung zahlen sollten. 2003 hatten dies in einer ähnlichen Umfrage nur 37 Prozent der Befragten befürwortet. In den USA beginnen die ersten Bundesstaaten bereits damit, gesundheitliches Fehlverhalten zu sanktionieren.

»Ich werde die Broschüren lesen, die mir mein Arzt gibt. Habe ich Fragen, werde ich ihn um Hilfe bitten.« Insgesamt 13 solcher mal banaler, mal weltfremder Gebote listet der Medicaid-Plan für West-Virginia auf, den das Fachblatt *New England Journal of Medicine* im Jahr 2006 vorgestellt hat. Medicaid ist in den USA eine Krankenversicherung für sozial Schwache, die von den jeweiligen Bundesstaaten und der Bundesregierung finanziert wird. Wer sich nicht an die Vorsorgegebote hält, dem droht der Verlust der kargen Wohlfahrtsleistung, die für 14 Prozent der US-Bürger die einzige Krankenversicherung darstellt. Übrigens: 16 Prozent der US-Bürger sind so arm, dass sie gar nicht krankenversichert sind.

»Ich werde zum Arzt oder ins Krankenhaus gehen, wenn ich krank bin.« So selbstverständlich es klingt: Diese Verpflichtung ist im Hinterland von West Virginia nicht einfach einzulösen. Dort sind die Verkehrsverbindungen schlecht, und diejenigen, die auf Medicaid angewiesen sind, haben oft kein Auto. An profanen Verkehrsproblemen oder der begrenzten Zeit allein erziehender Arbeitnehmer kann es auch liegen, wenn weitere Gebote nicht erfüllt werden können: »Ich werde meine Kinder zum Arzt bringen, wenn sie krank sind.« »Ich werde pünktlich zu Arztterminen kommen und meine Kinder pünktlich hinbringen.«

Während diese Beispiele noch sinnvolle Handlungsanweisungen bei Beschwerden bieten, geht es im Folgenden um ebenso banale wie allgemeine Vorsorgeappelle: »Ich werde mein Bestes geben, um gesund zu bleiben«, heißt es da etwa, oder: »Ich werde Gesundheitsprogramme wahrnehmen, die mir mein Arzt empfiehlt.« Dieser Appell scheitert selbst bei gut genährten, gut ausgebildeten Besserverdienern oft. »Hier wird von der am meisten gefährdeten Bevölkerungsgruppe verlangt, dass sie mehr tut, obwohl sie die wenigsten Möglichkeiten dazu hat«, sagen die in Gesundheitsprojekten engagierten Ärzte Gene Bishop und Amy Brodkey aus Philadelphia.

Bishop und Brodkey skizzieren den Fall einer 53-jährigen Diabetikerin mit Übergewicht. Sowohl Diabetes als auch Übergewicht sind Folge der Psychopharmaka, die sie gegen ihre Schizophrenie einnahm. Im weiteren Verlauf besuchte die Patientin eine Diabetes-Schulung und verlor Gewicht. Nach einem paranoiden Schub brach sie das Programm jedoch ab und nahm erheblich zu. Die Broschüren des Arztes verstand sie nicht. Den letzten Arzttermin verpasste sie, weil sie kein Geld für den Bus hatte. Wieder in medizinischer Obhut war ihr Blutzucker viel zu hoch und ihr Diabetes schlecht eingestellt. Der betreuende Arzt in West Virginia wäre jetzt verpflichtet, das Fehlverhalten der Patientin an Medicaid zu melden. Voraussichtlich würde sie daraufhin ihren Versicherungsschutz verlieren und künftig keine Rezepte zur Behandlung ihrer Schizophrenie und ihres Diabetes mehr ausgestellt bekommen.

»Dieser Plan verletzt drei Grundprinzipien ärztlichen Handelns«, sagen Bishop und Brodkey. »Erstens wird das Primat des Patientenwohlergehens verletzt, zweitens die Autonomie der Patienten und drittens die soziale Gerechtigkeit.« Im Jahr 2005 haben Idaho und Kentucky ähnliche Pläne beschlossen. Der Chef von Medicaid kündigte seinerzeit an: »Das wird jetzt ein Trend im Gesundheitswesen.« Es ist zu befürchten, dass der Mann recht hat. Medicaid-Mitgliedern, die sich an die Gebote halten, winken hingegen Belohnungen – die Mitgliedschaft in einem Fitness-Club und Gutscheine für gesundes Essen. Damit würde Vorsorge nicht nur zu einer fragwürdigen Doktrin, die massiv in das Leben des Einzelnen eingreift, sondern auch zu einer Frage von Einkommen und sozialer Schicht.

Vorsorge beim Arzt
Das Krebsdilemma

Krebs ist ein unfaires Unternehmen, hat einmal eine Onkologin gesagt. Sie meinte damit, dass es oft nur vom Zufall abhängt, ob jemand an einem Tumor erkrankt oder nicht. Wen es trifft, den trifft es. Zwar gibt es Risikofaktoren wie Rauchen, manche Ernährungsweisen oder Schadstoffe. Aber die meisten Krebsfälle sind weder vorherzusehen noch zu vermeiden. Weil bösartige Tumore so schicksalhaft auftreten und oft tödlich enden, werden sie mehr als jede andere Krankheit gefürchtet. Krebs ist ein Sinnbild für das Böse überhaupt: Krebszellen entarten, wuchern, infiltrieren, verdrängen. Sie stören die Funktion des befallenen Organs und zerstören es schließlich. Krebs bildet Metastasen, wenn er nicht daran gehindert wird. Das Krebsgeschwür ist so zur Metapher für unübersichtliche, gewalttätige Strukturen wie die Mafia geworden.

Im Frühjahr ist jedes Jahr noch mehr als sonst vom Krebs die Rede. Auf dem Deutschen Krebskongress in Berlin berichten Ärzte dann von Erfolgen bei der Behandlung einiger Tumorarten. Fernsehanstalten widmen dem Thema eine ganze Woche. Die Burda-Stiftung ruft im März oft den »Darmkrebsmonat« aus, und Prominente werben für konsequente Vorsorge. Die Rhetorik, mit der zur Früherkennung aufgerufen wird, folgt einem bewährten Muster: Der Krebs ist zwar immer noch nicht besiegt – aber der medizinische Fortschritt und vorsorgewillige Bürger werden es schon richten. Es könne nur noch eine Frage der Zeit sein, dass Krebsleiden – wie einst die Pocken – ausgerottet sein werden, so die unterschwellige Botschaft.

Doch das ist nicht der Fall. Sicher gibt es wichtige Etappensiege. Heute werden 80 Prozent der Kinder mit Leukämie dauerhaft geheilt. Vor 20 Jahren waren es weniger als halb so viele. Beträchtlich verbessert haben sich auch die Überlebenschancen bei Hodenkrebs. Patienten mit anderen Krebsarten haben eine bessere Lebensqualität während der Therapie oder günstigere Aussichten, dem Leben noch ein paar Monate abzutrotzen.

Trotzdem: Den großen Durchbruch in der Krebstherapie hat es noch nicht gegeben, wird es vielleicht nie geben. Besonnene Mediziner wissen das. Sie wissen auch, dass Krebs in den nächsten zehn oder zwanzig Jahren nicht verschwinden wird. In den wohlhabenden Nationen wird man sich sogar auf mehr Krebskranke einstellen müssen – weil Patienten länger leben und weil mehr neue Fälle auftreten. Größter Risikofaktor für Krebs ist das Alter. Mit dem Anstieg der Lebenserwartung häufen sich die Tumordiagnosen. Je älter ein Mensch, desto größer die Tendenz seiner Zellen, zu entarten. Gleichzeitig wird mit den Jahren die Fähigkeit des Körpers geringer, wuchernde Zellen zu eliminieren und potenziell krebsauslösende Defekte zu reparieren. Dass Krebs in reichen Ländern häufiger wird, ist längst zu erkennen: In Deutschland und Südschweden gibt es etwa 3000 Tumorfälle unter 100 000 Einwohnern. In Polen, wo die Lebenserwartung geringer ist, kommen auf die gleiche Bevölkerungszahl etwa 1200 Diagnosen.

Ein weiteres Dilemma betrifft die Früherkennung. Zwar haben Millionen Menschen davon profitiert, dass ihr Krebs früher erkannt und besser behandelt werden konnte. Doch statistisch gesehen fällt die Schaden-Nutzen-Bilanz der Krebsvorsorge nicht so eindeutig aus. Millionen Menschen haben auch unter der Früherkennung gelitten. Manchmal ist der Schaden größer als der Nutzen – etwa wenn der Krebs zwar entdeckt, aber nicht mehr entscheidend behandelt werden kann. Manchmal werden bei der Vorsorge Tumore gefunden, die nie Beschwerden verursacht hätten. Und manchmal – wie im Fall von Prostatakrebs und Brustkrebs – sind die Untersuchungsmethoden so ungenau, dass sie eine Reihe invasiver Tests nach sich ziehen und vor allem dazu geeignet sind, Menschen zu verunsichern. Das sollte wissen, wer die Reihenuntersuchung mittels Mammografie für alle Altersgruppen propagiert oder fordert, dass der PSA-Test auf Prostatakrebs von den Krankenkassen bezahlt wird. In den folgenden Kapiteln werde ich auf einige – längst nicht alle – Beispiele der Früherkennung eingehen.

Die Entscheidung pro oder kontra Krebsfrüherkennung bleibt individuell. Ein kollektiver Aspekt ist dennoch nicht zu leugnen: Eine Gesellschaft, die Gesundheit stetig steigern will, treibt sich die Gesundheit aus, bemerkte der – selbst an Krebs erkrankte – Psychiater Klaus Dörner. Wer sein Befinden allein nach Erkrankungswahrscheinlichkeiten, Risikofaktoren und Vorsorgeintervallen bemisst, kann sich kaum gesund fühlen, auch wenn körperlich womöglich alles intakt ist. Gesundheit als ein Zustand der Selbstvergessenheit ist dann perdu.

Wenn an die Stelle selbstvergessener Gesundheit Vorsorge ohne Fürsorge tritt, trägt das nicht zum Wohlbefinden bei. Ärzte wie Laien sollten sich deshalb vor der Untersuchung fragen, ob durch Vorsorge und ihre Folgen wirklich das Leben oder nur das Leiden verlängert wird. Sinnvoll ist solche Diagnostik nur dann, wenn sie helfen kann, etwa in manchen Fällen die Spiegelung zur Früherkennung von Darmkrebs oder der Pap-Test auf Gebärmutterhalskrebs. Zudem muss sich die Forschung stärker auf präventive und palliative Maßnahmen konzentrieren: Noch ist zu wenig bekannt, warum Krebs entsteht und wie er verhindert werden kann. Noch wird zu wenig getan, um jene, die bereits erkrankt sind, nicht nur wirksamer, sondern auch schonender zu behandeln und ihr Leiden zu lindern, wenn gegen den Krebs selbst nichts mehr hilft.

Brustkrebs:
Mammographie und das unberechenbare Risiko

Schaden kann es ja nicht. Das glauben viele Frauen, die sich regelmäßig einer Mammographie unterziehen. Dass die Röntgenuntersuchung der Brust die Überlebenschancen verbessert, falls ein Tumor entdeckt wird, denken nicht nur viele Frauen, sondern auch die meisten Ärzte. Da Brustkrebs so unvermittelt bei jeder Frau wuchern kann, wird seit Jahren darüber diskutiert, wie die Sterblichkeit verringert werden kann. Ärzte, Kassen, Standesorganisationen und Politiker suchen nach Wegen, um Brustkrebs effektiver zu bekämpfen. Weil Gentests enttäuschende Ergebnisse brachten, geriet die Reihenuntersuchung immer mehr in den Blickpunkt. Doch die regelmäßige Mammographie ist umstritten.

Analysen der bisherigen Daten zur Mammographie wecken nämlich immer wieder Zweifel daran, dass auf diese Weise die Sterblichkeit an Brustkrebs verringert werden kann. »Wenn 2000 Frauen zehn Jahre lang im Screening-Programm sind, überlebt eine länger«, sagen Peter Gøtzsche und Margrethe Nielsen vom Cochrane-Zentrum in Kopenhagen. Dies sei zwar ein gewisser Nutzen. »Doch bei zehn gesunden Frauen, bei denen ohne Screening nichts aufgefallen wäre, wird Brustkrebs diagnostiziert und unnötigerweise behandelt.«

Gøtzsche spricht sich nach Analyse der bisherigen Daten gegen das Screening aus: »Die Chance auf Vorteile ist zu gering im Vergleich zum Risiko für schwere Schäden.« Große Untersuchungen der dänischen Autoren ergaben in den Jahren 2001 und 2006 nicht nur, dass zehn von 2000 Frauen unnötig eine Chemotherapie bekommen, operiert oder bestrahlt werden. Zudem müssen 200 von 2000 Frauen mit psychischen Belastungen rechnen, weil ihnen ein falsch positiver Befund mitgeteilt wird.

Das heißt, der Arzt spricht von verdächtigen Knoten oder Krebs, und es dauert Monate, bis sich der Schatten im Röntgenbild als harmlos erweist. »Diese Ungewissheit ist für viele Frauen die schlimmste Zeit in ihrem Leben«, sagt Ingrid Mühlhauser, Gesundheitswissenschaftlerin an der Universität Hamburg, die die Einstellung von Frauen zur Mammographie untersucht hat.

Leicht ist die Diagnose für Ärzte nicht zu stellen: In einem feinen, grauen Schleier, der in der Mammographie sichtbar wird, könnte sich ein wachsender Tumor zeigen. Der Fleck in der Röntgenaufnahme zeigt manchmal aber auch nur verdichtete Teile der Brustdrüse. Für die Auswertung der Bilder sind zwar Spezialisten zuständig, deren Augen auf verräterische Muster trainiert sind. Aber auch sie können sich irren: Je nach Alter der Frau sind neun von zehn positiven Befunden falsch. Dem Fehlalarm folgen belastende Untersuchungen und eine Zeit großer Sorgen, bevor der Arzt die Frau beruhigen kann. Die Zahl der Patientinnen, die statistisch gesehen von der Untersuchung profitieren, ist hingegen viel geringer.

Für Michael Baum, 1987 Initiator einer der ersten Reihenuntersuchungen in Großbritannien, »überwiegt mit den jüngsten Beweisen aus Dänemark der Schaden den Nutzen«. Er fordert eine neue Diskussion über das Screening in Großbritannien. »Ich will es wissen«, sagt hingegen Ute Krainick-Strobel vom Brustzentrum der Universitätsklinik Tübingen, »viele andere Frauen wollen das auch.« Die Perspektive aus Sicht des Einzelfalls sei nun mal eine andere als die der Statistiker. »Für mich ist Screening sinnvoll, denn dabei werden bis zu 30 Prozent Krebsvorstufen entdeckt«, sagt die Frauenärztin. Jede Vorstufe habe eine Wahrscheinlichkeit von 50 Prozent, nach zehn Jahren zu entarten. Ob das für die Frauen von Bedeutung ist und wie oft sich der Tumor bemerkbar mache, könne allerdings nicht gesagt werden.

»Wenn man einen Brustkrebs vor sich hat, weiß man nie, ob er tödlich ist oder nicht«, sagt Sylvia Heywang-Köbrunner vom Brustzentrum der Technischen Universität München. »Dann muss man als Arzt behandeln, das ist das Dilemma.« Auch für sie vermitteln die Analysen von Peter Gøtzsche »ein verzerrtes Bild über die Möglichkeiten der Früherkennung und die Behandlung von Brustkrebs«. Die Auswertungen aus Dänemark würden Frauen verunsichern und nicht der mehrheitlichen Auffassung der Fachwelt entsprechen, sagt die Medizinerin. Immerhin sei einer Stellungnahme der Weltgesundheitsorganisation von 2002 zu entnehmen, dass die Zahl der Brustkrebstodesfälle um bis zu 35 Prozent gesenkt werden könnte, wenn ein qualitätsgesichertes Mammographie-Screening alle zwei Jahre bei Frauen zwischen 50 und 70 durchgeführt wird.

Heywang-Köbrunner argumentiert, dass für frühe Stadien und günstige Krebsformen schonende Operationsverfahren und weniger belastende Behandlungen möglich seien. Große Tumoren müssten hingegen aggressiver therapiert, ausgedehnter operiert und mit Chemotherapie behandelt werden. Während 40 Prozent der Frauen mit größeren Tumoren daran sterben müssten, überlebten mehr als 90 Prozent der Frauen, wenn der Tumor kleiner als ein Zentimeter ist. »Die Empfehlung, wegen einer eventuellen Verunsicherung Früherkennung zu unterlassen, steht in keinem Verhältnis zu einem eventuell verlorenen Leben«, ist Heywang-Köbrunner überzeugt.

Doch die Analysen von Gøtzsche und Nielsen sind sorgfältig durchgeführt und nicht so einfach wegzudiskutieren. Die dänischen Mediziner haben Studien mit insgesamt einer halben Million Frauen berücksichtigt. Das Wort der Dänen hat zudem Gewicht. Gøtzsche leitet das Cochrane-Zentrum in Kopenhagen. Diese nach dem britischen Mediziner Archie Cochrane benannten Institute haben es sich weltweit zur Aufgabe gemacht, die methodische Qualität medizinischer Studien zu prüfen und nur solche für ihre Auswertungen zu berücksichtigen, die den Gütetest überstehen. Ist die Spreu vom Weizen getrennt, erstellen Cochrane-Zentren aus hochwertigen Studien eine detaillierte Zusammenfassung für die Praxis.

Im Jahr 2001 hatten Gøtzsche und sein Kollege Ole Olsen die Fachwelt erstmals mit ihren Ergebnissen aufgeschreckt. Seinerzeit behaupteten die Ärzte, dass es keine Beweise dafür gebe, dass Screening das Risiko für Frauen verringere, an Brustkrebs zu sterben. »Im Vergleich zu damals haben wir jetzt genauere Ergebnisse zum Umfang von Überdiagnose und Übertherapie«, sagte Gøtzsche 2006.

Damit ist gemeint, dass bei der Mammographie eben auch besonders langsam wachsende Krebsformen und Krebsvorstufen entdeckt werden. Viele dieser Tumore verursachen ein Leben lang keine Beschwerden, und wären ohne Untersuchung nie aufgefallen. Trotzdem folgt nach der Diagnose die Therapie: Durch das Screening steige die Rate der Brustamputationen um 20 Prozent. Belastende Behandlungen wie Bestrahlung und Chemotherapie folgten, ohne dass sie in jedem Fall nötig wären.

Gøtzsche hat für die Frauen, die zehn Jahre lang im Mammographie-Programm sind, eine durchschnittliche Lebensverlängerung von gerade mal einen Tag gegenüber den Frauen mit Krebs ermittelt, die nicht am Screening teilnehmen. »Diese Zeit geht doch allein für Anreise, Warten und Untersuchung drauf«, sagt Gøtzsche. »Wo ist da noch der Nutzen?« Besser sei es, das Geld für gesicherte Therapien, etwa mit dem Medikament Tamoxifen, auszugeben. Das verlängere das Leben an Brustkrebs erkrankter Frauen bewiesenermaßen um durchschnittlich sechs Monate.

Die Entscheidung der Frauen für oder wider die Untersuchung ist stark davon abhängig, wie groß die Angst vor Krebs ist und ob Verwandte oder Freunde von Tumoren betroffen waren. Gynäkologen sprechen sich zumeist unabhängig von diesen Faktoren für die Untersuchung aus. Nicht nur aus finanziellen Gründen. Jeder Frauenarzt hat schon Patientinnen gesehen, die erst in die Praxis kamen, als der Krebs schon weit fortgeschritten war, so dass nichts mehr helfen konnte. Vom Screening erhoffen sie sich, die Frauen regelmäßiger kontrollieren zu können.

Kritiker des Screenings fordern hingegen vor allem eine bessere Aufklärung der Frauen. »Es ist dringend nötig, dass die Mammographie endlich ausgewogener dargestellt wird«, sagt Gøtzsche. Die Hamburger Medizinerin Mühlhauser hat nachgewiesen, wie verzerrt und einseitig positiv das Screening sogar in offiziellen Broschüren geschildert wird. »Die bisherige Praxis ist unethisch«, sagt Gøtzsche. »Eine Frau kann nicht rational entscheiden, wenn sie nur etwas über die Vorteile gehört hat.«

Zu den Nachteilen der Mammographie gehört schließlich auch, dass jeder Radiologe in Aufnahmen der weiblichen Brust etwas anderes sieht. Wie stark nicht nur die Wahrnehmung von Kunst, sondern auch von Röntgenbildern vom Auge des Betrachters abhängig ist, hat im Herbst 2007 eine Untersuchung aus den USA gezeigt. Ein Team um Diana Miglioretti von der University of Washington hat im *Journal of the National Cancer Institute* beschrieben, wie unterschiedlich 123 Radiologen Mammographien bewerteten. Die Mediziner aus Seattle kamen zu dem Schluss, dass die große Streubreite in der ärztlichen Beurteilung starken Einfluss darauf hat, wie Frauen weiter behandelt werden. »Wenn Frauen einen Knoten spüren und eine Mammographie machen lassen, wollen sie wissen, was los ist«, sagt Diana Miglioretti. »Dazu muss sich die Qualität der Diagnosen verbessern.«

Die Radiologen, die insgesamt fast 36 000 Mammographien im Zeitraum zwischen 1996 und 2003 beurteilten, waren sehr erfahren. Sie bewerteten mindestens 500, die Mehrzahl von ihnen sogar weit mehr als 1000 Mammographien jährlich – und drei Viertel gingen dieser Tätigkeit bereits seit mehr als zehn Jahren nach. Dennoch schwankte die Trefferquote für eine richtig gestellte Diagnose je nach Radiologe zwischen 27 und 100 Prozent. Insgesamt wurden etwa 80 Prozent der Diagnosen richtig gestellt. Der Anteil der falsch positiven Befunde – ein Krebs wird gesehen, obwohl keiner vorhanden ist – lag zwischen null und 16 Prozent.

Dabei hatte das Forscherteam die Beurteilung diagnostischer Mammographien untersucht, bei denen es um die Abklärung eines bereits bestehenden konkreten Verdachts geht, etwa infolge einer Verhärtung. Von den Screening-Mammographien, bei denen kein Knoten abgeklärt wird, sondern beschwerdefreie Frauen zur Früherkennung untersucht werden, ist bekannt, dass hier noch größere Abweichungen im ärztlichen Urteil bestehen.

Miglioretti zieht aus den Daten den Schluss, dass Radiologen, die schlechte Ergebnisse liefern, »identifiziert werden und zusätzliche Fortbildungen bekommen« sollten. Auch ohne diese erzwungene Nachhilfe sind die amerikanischen Radiologen den deutschen allerdings weit voraus. In den USA schreibt ein Gesetz seit 1992 vor, dass Radiologen viel Erfahrung und überprüfte Geräte nachweisen müssen, wenn sie Mammographien anfertigen. Die Trefferquote deutscher Radiologen ist hingegen nicht bekannt und Qualitätsstandards werden hier erst seit wenigen Jahren gefordert und kontrolliert.

Dass die Qualität für systematische Mammographien in Deutschland hinterherhinkt, liegt auch an der Ausbildung. Bis vor wenigen Jahren durfte jeder Gynäkologe nach sechsmonatiger Fortbildung Mammographien durchführen, bei Radiologen waren es nur drei Monate. Viel zu kurz für die diffizile Untersuchung. Zum anderen waren viele Geräte veraltet. In Deutschland werden immer noch jährlich zwischen drei und vier Millionen »graue« Mammographien durchgeführt – Untersuchungen ohne medizinische Indikation. In der Folge kommt es zu geschätzten 200 000 falsch positiven Befunden und 100 000 Gewebeentnahmen. Lieber gar kein Screening als schlechtes Screening – wenigstens darin sind sich alle Experten einig.

Dabei beschäftigen sich in großen Kliniken manche Mediziner tagaus, tagein nur mit der Mammographie. Erst langsam werden hier zu Lande spezielle »Mamma-Zentren« gebildet, wo Onkologen, Gynäkologen und Radiologen zusammenarbeiten. »Solche Diagnose- und Betreuungsketten müssen das Ziel sein«, fordert Rolf Kreienberg, Direktor der Universitäts-Frauenklinik in Ulm und ehemaliger Präsident der Deutschen Krebsgesellschaft.

In den Niederlanden fahren mehr als 60 »Mammobile« über Land. Das dortige Brustkrebsuntersuchungsprogramm wurde 1989 begonnen und 1996 komplettiert. Die Untersuchungen werden aus anderen Töpfen finanziert als die übrigen Gesundheitsausgaben. Frauen zwischen 50 und 74 erhalten alle zwei Jahre eine Einladung, etwa 80 Prozent nehmen das Angebot wahr. Die Sterblichkeit an Brustkrebs ist in Holland von 1986 bis 1998 um 13 Prozent gesunken. Ein Erfolg des Screenings? Diese Interpretation steht im Widerspruch zu den Studien der dänischen Forscher. Möglich ist auch, dass in den Niederlanden weniger Frauen an Brustkrebs sterben, weil die Therapie insgesamt besser geworden ist. Schließlich geht die Sterblichkeit an Brustkrebs auch in den Ländern zurück, die kein Screening-Programm haben.

In Deutschland gibt es verschiedene Defizite in Diagnostik und Therapie. Es gibt kein Krebsregister und die Leitlinien zur Behandlung sind uneinheitlich. Jeder behandelt ein bisschen anders. Trotzdem prophezeien Deutschlands Radiologen und Frauenärzte immer wieder, dass durch Einführung des Mammographie-Screenings große Fortschritte in der Früherkennung von Brustkrebs zu erwarten seien. Nun kann gegen bessere Chancen auf Heilung beileibe niemand etwas haben – Brustkrebs ist das häufigste Tumorleiden bei Frauen, pro Jahr erkranken hier zu Lande 48 000 Frauen an dem Tumor, fast 18 000 sterben daran. Doch die hohen Erwartungen der Ärzte, das hat die dänische Studie gezeigt, leuchten bei näherer Betrachtung nicht ein; sie sind wissenschaftlich bislang nicht abgesichert.

Zwar vermuten einige Fachleute, dass durch eine Reihenuntersuchung der Brust vom 50. Lebensjahr an die Sterblichkeit sinkt. Nach ihrer Schätzung reduziert sich die Zahl der Todesfälle bei flächendeckender Mammographie um 25 Prozent. Aber diese 25 Prozent geben nur die »relative Risikoreduktion« wieder – und führen deshalb in die Irre. Ein Zahlenbeispiel belegt dies: Nach Auswertung internationaler Statistiken sterben von 1000 Frauen ohne Mammographie-Screening in den kommenden zehn Jahren vier an Brustkrebs. Mit Screening würden im selben Zeitraum drei von 1000 an Brustkrebs sterben. Zwar bedeutet »drei statt vier« tatsächlich eine Senkung um 25 Prozent. Absolut aber, also auf die Zahl der 1000 untersuchten Frauen bezogen, sinkt die Sterblichkeit durch die Mammographie »nur« um 0,1 Prozent. Das aber muss abgewogen werden gegen mögliche Nachteile der Untersuchung wie die Strahlenbelastung und gegen die unnötigen Ängste, denen viele gesunde Frauen ausgesetzt werden, wenn sie einen unklaren Befund erhalten.

Denn umgekehrt bedeuten diese Zahlen: 996 von 1000 Frauen profitieren nicht von der Mammographie, weil sie in den nächsten zehn Jahren auch ohne die Untersuchung nicht an Brustkrebs sterben würden. Manche von ihnen kommen durch das Screening sogar zu Schaden, wenn etwa Gewebeveränderungen gefunden werden, die sich nach weiterer Diagnostik dann doch als harmlos herausstellen. In diesem Fall muss den Frauen eine Gewebeprobe entnommen werden – insgesamt in Deutschland etwa 200 000 Mal pro Jahr.

Zudem deckt die Mammographie auch »Mikroverkalkungen« auf, von denen sich viele nicht zu einem Tumor entwickeln. Manche wachsen nie oder so langsam zu einer gefährlichen Geschwulst heran, dass die Frauen im Alter nicht an, sondern mit den Zellveränderungen sterben. Da sich diese Entwicklung aber nicht genau vorhersagen lässt, werden die Frauen im Zweifelsfall aggressiv behandelt. Manchen wird dadurch zwar geholfen, andere aber müssen Operationen, Bestrahlung oder Chemotherapien über sich ergehen lassen, die nicht ihr Leben, sondern ihr Leiden verlängern.

Die Bilanz der Mammographie ist daher heikel, zumal auch immer wieder Tumore übersehen werden. Weniger bei Frauen ab 50 Jahren: Für sie schließen Mediziner aus bisherigen Erfahrungen, dass sich die Trefferquote der Mammographie im Optimalfall auf 70 bis 80 Prozent erhöht und somit »nur« ein Viertel bis ein Fünftel der Tumore übersehen wird. Doch mehr als die Hälfte der Frauen unter 50 Jahren hat dichtes Brustgewebe. Daher werden bei jüngeren Frauen und solchen, die Hormone in den Wechseljahren nehmen und deshalb auch im Alter jenseits der 50 eine dichtere Brust haben, Tumore oft nicht erkannt. »Bei Frauen mit dichter Brust kann die Trefferquote der Mammographie auf Werte zwischen 30 und 50 Prozent absinken«, sagt Wendie Berg, die Hauptautorin einer Studie, die im Mai 2008 im *Journal of the American Medical Association* veröffentlicht wurde. Das heißt, mindestens die Hälfte der vorhandenen Tumore werden bei der Röntgenuntersuchung der Brust nicht entdeckt.

In der Studie von Wendie Berg ging es darum, was passiert, wenn man die Diagnose zu verbessern versucht, indem man zusätzlich zur Mammographie eine Ultraschalluntersuchung durchführt. Das Ergebnis: Es werden zwar mehr Brusttumore entdeckt, gleichzeitig erhöht sich aber auch die Zahl der Fehldiagnosen beträchtlich.

Die Radiologen hatten etwa 2800 Frauen untersucht, die ein erhöhtes Risiko für Brustkrebs aufwiesen, weil bei ihnen oder nahen Verwandten bereits ein Tumor aufgetreten war. Zudem ließ sich bei diesen Frauen Krebs schwieriger mittels einer Mammographie entdecken, da ihr Brustgewebe dichter war. Die Frauen wurden entweder nur einer Mammographie unterzogen oder zusätzlich zur Mammographie auch noch mittels Ultraschall untersucht. Mit der Mammographie allein wurde im Durchschnitt bei 7,6 von 1000 Frauen ein Brustkrebs entdeckt. Der zusätzliche Ultraschall erhöhte die Zahl der Befunde auf 11,8 unter 1000 Frauen. Damit wurde bei vier dieser 1000 Frauen der Krebs nur aufgrund der Zusatzuntersuchung erkannt.

Der Gewinn an diagnostischer Genauigkeit – es wurden weniger Tumore übersehen – wurde jedoch damit erkauft, dass auch bei gesunden Frauen öfter ein Tumor diagnostiziert wurde, obwohl keiner vorlag. Der Anteil der Frauen, die nach dem zusätzlichen Ultraschall in Angst lebten, bis sich die Diagnose als falsch herausstellte, war 20-mal so hoch wie die Zahl derer, die einen Nutzen davon hatten. Die Anzahl der als »falsch positiv« bezeichneten Befunde stieg nämlich von 44 pro 1000 bei der Mammographie allein auf 104 pro 1000, wenn zusätzlich zur Mammographie mit Ultraschall untersucht wurde. Das heißt – umgerechnet auf 1000 Frauen –, dass von rund 116 Krebsdiagnosen letztlich nur knapp zwölf korrekt waren.

»Ich erlebe immer wieder, dass Frauen sich Sicherheit wünschen und einen Weg aus der Angst suchen. Genau das bietet aber keine Früherkennungsmethode«, sagt Barbara Blitz, Beraterin im Frauen-Gesundheits-Zentrum München. »Frauen erleben, dass ihr Körper, ihre Brust als Risiko eingeschätzt wird. Sie brauchen aber Raum, sich damit auseinanderzusetzen, wie viel und welche Kontrolle und Untersuchung für sie individuell sinnvoll und passend ist.« Frauen, die mit realistischen Erwartungen Früherkennungsuntersuchungen in Anspruch nehmen, würden seltener in die Situation geraten, sich ebenso machtlos wie abhängig von der Bewertung von außen zu fühlen.

»Die Mammographie ist als Screening schon mehr als 40 Jahre im Einsatz«, sagt Christiane Kuhl, Radiologin an der Universitätsklinik Bonn. »Individuell maßgeschneiderte Methoden wären besser. Ob Ultraschall oder Kernspin langfristig mehr dazu beitragen, muss sich aber erst noch zeigen.«

Die entsprechenden Freilandversuche gibt es bereits. Seit 2005 erhalten alle Frauen zwischen 50 und 69 Jahren in Deutschland eine Einladung zur kostenlosen Reihenuntersuchung. Etwas mehr als die Hälfte der eingeladenen Frauen macht bisher davon Gebrauch. Der Berliner Gynäkologe Hans-Joachim Koubenec kritisiert, »dass diejenigen, die das Screening betreiben, die Frauen nicht auch fair und ausgewogen über die Nachteile informieren«. Die große Zahl falscher Diagnosen hält er für besonders problematisch, da die Frauen dem Screening vertrauen würden. »Eine Frau, bei der im Screening Brustkrebs diagnostiziert wird oder nur schon der Verdacht darauf, die glaubt auch, dass sie Brustkrebs hat«, sagt er. Da aber 80 Prozent der Diagnosen Fehlalarme seien und die Krebse, die gefunden werden, so klein, dass sie mit der anschließenden Behandlung übertherapiert würden, seien die Nachteile des Screenings immens. Bei etwa 30 Prozent der Diagnosen aus dem Screening käme es zu Überdiagnosen, so Koubenec.

Obwohl diese Zahlen allgemein zugänglich und bekannt sind, wollen sie die Befürworter der Reihenuntersuchung nicht wahrhaben. »Screening ist eine richtige Industrie geworden, von der eine Menge Leute profitieren«, sagt Koubenec. »Und die haben natürlich kein Interesse daran, dass immer mehr informierte, kritische Frauen nicht mehr am Screening teilnehmen.«

Der Nutzen der Früherkennung bei Brustkrebs ist, wie bereits angedeutet, stark vom Alter abhängig. Frauen zwischen 50 und 70 Jahren profitieren offenbar von der Mammographie. Neun von 1000 Frauen haben in diesem Alter einen vorher nicht erkennbaren Brustkrebs. Im Optimalfall wird bei zwei bis drei von ihnen der Tumor in der Mammographie übersehen, bei den anderen sechs bis sieben jedoch entdeckt – ihnen nutzt die Früherkennung also etwas, denn ihre Überlebenschancen sind aufgrund der frühen Diagnose in der Tat etwas besser. Etwa 50 von 1000 Frauen jenseits der 50 bekommen nach der Untersuchung aber auch fälschlicherweise einen verdächtigen Befund mitgeteilt. Bis sich dieser dann doch als Fehlalarm herausstellt, sind weitere belastende Tests wie Gewebeentnahmen oder Röntgenaufnahmen erforderlich.

Bei jüngeren Frauen, die eher an besonders aggressiven Tumorvarianten erkranken, ist der Nutzen der Mammographie jedoch geringer. Denn bei den unter 50-Jährigen werden noch häufiger falsche Befunde erhoben – bei 100 von 1000 Mammographien ist dies der Fall. Die Brust der Frauen in diesem Alter ist dichter, Krebs ist deshalb schwerer zu diagnostizieren. Zudem haben in der Altersgruppe der Frauen unter 50 nur drei von 1000 einen unentdeckten Brustkrebs. Die Folge: In diesem Alter wird ein Tumor häufiger entweder übersehen oder fälschlicherweise diagnostiziert. Auch bei Frauen jenseits der 70 ist der Nutzen der Mammographie bisher nicht eindeutig belegt.

Und die Frauen selbst? Nicht jede will so weit gehen wie Dixie Schulman. Die damals 38-jährige Amerikanerin machte einen radikalen Schnitt und ließ sich 1996 vorbeugend beide Brüste abnehmen, nachdem ein Gentest Mutationen in den Brustkrebs-Genen BRCA1 und BRCA2 aufgedeckt hatte. In der Folge ließen sich auch andere Frauen nach einem Gentest die Brust amputieren. Die einschneidenden Maßnahmen erweckten den Eindruck, Brustkrebs würde allein durch Erbgutveränderungen entstehen. Inzwischen ist jedoch bekannt, dass BRCA-Mutationen nur maximal fünf bis zehn Prozent der Brustkrebsfälle auslösen.

Viele Frauen stößt am Mammographie-Screening ab, dass die Untersuchung an ihrem Frauenarzt vorbeigeht. Mindestens 50 von 1000 Frauen bekommen einen Verdachtsbefund, der sie in Angst und Schrecken versetzt. Die Diagnose kommt vom Screening-Zentrum, die eventuelle Einladung zu einer Zusatzuntersuchung auch. Falls es sich dann tatsächlich um ein behandlungsbedürftiges Leiden handelt, spricht nicht der vertraute Gynäkologe mit ihnen, sondern ein unbekannter Arzt – oftmals ein Radiologe, der weniger Erfahrung mit der Behandlung hat. »Das ist mir zu anonym«, sagt eine beschwerdefreie Frau Anfang 50, die in Berlin lebt und gerade eine Einladung bekommen hat, sie aber nicht wahrnehmen will. »Wenn ich Probleme habe, will ich zu meinem Frauenarzt gehen. Ich habe aber keine Probleme.«

Fazit: Brustkrebs und Mammographie

- Brustkrebs ist der häufigste Tumor der Frau.
- Etwa 48 000 Neuerkrankungen werden jedes Jahr diagnostiziert.
- Nahezu 18 000 Frauen sterben jährlich an Brustkrebs.
- Das durchschnittliche Erkrankungsalter beträgt 63 Jahre, 40 Prozent der Erkrankten sind jünger als 60 Jahre.
- Von 1000 Frauen zwischen 40 und 49 Jahren haben 3 unentdeckten Brustkrebs, bei ihnen ist das Brustgewebe dichter und Krebs schwerer zu erkennen. Deshalb passieren hier bei der Mammographie mehr Fehler.
- Von 1000 Frauen zwischen 50 und 70 haben 9 unentdeckten Brustkrebs, in dieser Altersgruppe ist die Brust nicht so dicht und besser zu untersuchen.
- Bei älteren Frauen ab 50 Jahren erhöht sich die Trefferquote der Mammographie im Optimalfall auf 70 bis 80 Prozent. Somit wird »nur« ein Viertel bis ein Fünftel der Tumore übersehen.
- 100 von 1000 Frauen unter 50 Jahren müssen bei einer Mammographie mit Fehlalarmen rechnen, in der Altersstufe zwischen 50 und 70 Jahren sind es hingegen »nur« 50 von 1000 Frauen. Zumeist erweist sich der Krebsverdacht dann als gutartige Veränderung, etwa eine Zyste.
- Bei Frauen unter 50 Jahren kommen 30 bis 50 Fehlalarme auf einen entdeckten Tumor, bei älteren Frauen sind es immer noch 5 bis 10 Fehlalarme. Wiegt der Nutzen eines entdeckten Tumors den Schaden von 50 Fehlalarmen auf?
- Mit der Zahl der geforderten Screenings summieren sich die Fehlalarme. Einer US-Studie zufolge haben nach 5 Untersuchungen mindestens ein Viertel der Frauen verdächtige Befunde, die sich später als falsch herausstellen – das betrifft

250 von 1000 Frauen. Wie will man diesen psychologischen Schaden bemessen, die Angst, das Gefühl erkrankt zu sein, die Ungewissheit, die langen Wochen quälenden Wartens?

– Bei unklaren Befunden folgt die weitere Abklärung mittels erneuter Mammographie, Kernspin, Ultraschall. Meist wird der Verdacht ausgeräumt, in manchen Fällen ist das aber nur mit Hilfe einer Gewebeentnahme möglich. Die Risiken dieser Diagnostik sind zwar gering, doch vorhanden. Zudem plagen sich die beschwerdefreien Frauen mit der Frage, ob sie womöglich schwer erkrankt sind. Generell gilt: Jüngere Frauen müssen eher mit unnötigen Abklärungsversuchen rechnen als ältere.

– In Früherkennungsprogrammen werden zudem 20 Prozent der Brustkrebsdiagnosen den In-Situ-Karzinomen (DCIS mit Kalkablagerung in Milchgängen) zugeteilt. Ärzte sind sich uneinig, wie gefährlich diese Gewebeveränderungen sind. Manche halten sie für Vorstadien eines invasiven Karzinoms, das aggressiv behandelt werden sollte, andere glauben, dass sie harmlos sind und nie zu Krebs werden. Für Frauen ist nicht zu durchschauen, ob sie mit dieser Diagnose gerade am Beginn ihrer Karriere als Krebskranke stehen oder nur eine harmlose Variante entdeckt worden ist.

– Nach der Überlebensstatistik und epidemiologischen Studien heißt es zwar: Für Frauen im Alter zwischen 50 und 70 Jahren gilt ein geringer Nutzen der Mammographie als belegt. Für Frauen zwischen 40 und 49 fällt der Nutzen jedoch kleiner aus, gleichzeitig sind die Risiken eines Fehlalarms und eines In-Situ-Karzinoms deutlich größer.

– Bei Frauen mit dichter Brust fällt die Trefferquote der Mammographie auf Werte zwischen 30 und 50 Prozent. Das heißt, dass mehr als die Hälfte der vorhandenen Tumore mit der Röntgenuntersuchung nicht entdeckt werden.

Prostatakrebs:
PSA und die frühen Sorgen durch Früherkennung

Reihenuntersuchungen zur Früherkennung von Krebs sind heikel: Gesunde unterziehen sich einer Untersuchung, ohne Beschwerden oder einen anderen Anlass dafür zu haben. Anschließend bekommen sie womöglich mitgeteilt, dass in ihrem Körper ein Tumor wächst. Leider begünstigt eine früh gestellte Diagnose nicht automatisch die Aussicht auf Heilung. Häufig kann Krebs, auch wenn er frühzeitig entdeckt wird, trotzdem nicht so behandelt werden, dass sich die Prognose und Lebensqualität der Betroffenen verbessern. In anderen Fällen werden Tumore entdeckt, die nie auffällig geworden wären und nie Beschwerden verursacht hätten. Es ist ein Dilemma der modernen Medizin: Mit immer besseren technischen Möglichkeiten werden immer mehr Abweichungen von fragwürdiger Relevanz entdeckt. Ärzte haben für diesen neuen Trend den Begriff Überdiagnose geprägt.

Das Beispiel, das die Gefahr von Überdiagnosen und Übertherapien besonders anschaulich zeigt, ist das PSA-Screening auf Prostatakrebs. PSA steht für prostataspezifisches Antigen. Die Menge dieses Eiweißes ist im Blut erhöht, wenn das Gewebe der Vorsteherdrüse geschädigt ist. Dies kann der Fall sein, wenn ein Tumor wächst – allerdings auch bei Entzündungen, nach Radtouren oder nach dem Sex. Weil der PSA-Wert ebenso unspezifisch wie unzuverlässig ist, zieht er oft etliche weitere Untersuchungen nach sich, etwa eine Gewebeentnahme aus der Prostata oder sogar Operationen.

Das Problem daran: Werden ein erhöhter PSA-Wert und Krebsnester in der Prostata festgestellt, folgen weitere diagnostische und therapeutische Schritte – womöglich bis hin zu Operationen, die in mehr als 20 Prozent der Fälle Impotenz und Inkontinenz zur Folge haben können. Dabei ist ungewiss, ob der entdeckte Krebs je Beschwerden verursacht hätte.

Urologen aus Rotterdam und Göteborg haben im Jahr 2007 untersucht, ob bösartige Krebsformen häufiger entdeckt werden, wenn das PSA-Screening nicht alle vier, sondern alle zwei Jahre stattfindet. Ein aggressiver Tumor, der zwischen den Screening-Terminen auftritt, kann als Maß dafür dienen, ob zu häufig oder zu selten auf PSA untersucht wird. Die Ergebnisse der Ärzte aus den Niederlanden und Schweden, die im *Journal of the National Cancer Institute* veröffentlich wurden, sprechen nicht dafür, dass häufigere PSA-Tests den Männern mehr nutzen. »Jedes Screening deckt zwar ein paar Krebsfälle auf. Diesen steht jedoch eine große Gruppe Männer gegenüber, bei denen klinisch bedeutungslose Veränderungen festgestellt werden«, schreiben die Autoren. Viele Urologen halten dennoch am jährlichen PSA-Test fest.

»Vermehrte Früherkennung von Prostatakrebs führt dazu, dass auch Tumore eingeschlossen werden, die zu Lebzeiten nicht entdeckt würden und die, wenn sie entdeckt werden, eine ausgezeichnete Prognose haben«, sagt hingegen Alexander Katilinic, Arzt und Sprecher der epidemiologischen Krebsregister Deutschlands. »Da werden Gesunde zu Krebspatienten gemacht.« Die vermeintlich besseren Überlebenschancen beruhen demnach auf statistischer Augenwischerei. »Wird ein fortgeschrittener, unheilbarer Krebs zwei Jahre früher erkannt, überlebt man ihn rechnerisch gesehen zwar auch zwei Jahre länger. Man stirbt aber trotzdem nicht später«, sagt Gerhard Ehninger, Vorsitzender der Deutschen Gesellschaft für Hämatologie und Onkologie, also der Krebsmediziner. Solche Diagnosen hätten oft keine therapeutische Konsequenz und würden nur dazu führen, dass Patienten früher von ihrem Schicksal wüssten.

»Der Test auf PSA ist zwar nicht tumorspezifisch, aber das empfindlichste und im Frühstadium einzige Hinweiszeichen auf Prostatakrebs. Ohne ihn waren und sind Früherkennung und Frühbehandlung weitgehend ausgeschlossen«, sagt hingegen der Mediziner Volkmar Lent aus Andernach. »Entscheidend hierbei ist, dass der PSA-Test professionell angewendet und bewertet wird.«

Doch auch wenn Prostatakrebs zeitig entdeckt wird, ist eine Operation nicht immer sinnvoll. Abwarten oder Behandeln? Diese Frage stellt sich eben nicht nur bei grippalen Infekten. Auch bei einem Leiden wie Prostatakrebs ist die Therapie nicht die einzige und generell beste Lösung. Der Tumor wird jährlich in Deutschland fast 60 000-mal diagnostiziert, 11 000 Männer sterben jedes Jahr daran. Die Männer sind bis zum Jahr 2000 zum Zeitpunkt der Diagnose durchschnittlich 71 Jahre alt gewesen. Aufgrund der Früherkennung ist das Diagnosealter auf 67 Jahre gefallen. Die Tumore wachsen aber äußerst langsam. Viele Männer im höheren Alter haben Krebsnester in ihrer Prostata, spüren aber bis zu ihrem Tod nichts davon. Bei etwa der Hälfte aller 80-Jährigen finden sich millimetergroße Tumore in der Prostata. Die kleinen Krebswucherungen haben meistens keine gesundheitliche Bedeutung. Wenn sie entdeckt werden, verunsichern sie aber die Patienten.

Eine große Studie an 44 000 Männern, veröffentlicht 2006 im *Journal of the American Medical Association*, kam zu dem Ergebnis, dass Männer mit Prostatakrebs länger überleben, wenn sie behandelt werden. Mediziner von der University of Pennsylvania in Philadelphia werteten aus, wie es den Männern zwölf Jahre nach der Erstdiagnose ging. In der Gruppe, die abwartete, starben 37 Prozent der Männer. Von den Patienten, die sich behandeln ließen, kamen hingegen nur 23,8 Prozent ums Leben.

Vordergründig sprechen diese Daten dafür, Männer mit Prostatakrebs zu behandeln. Dennoch war die Studie nur bedingt dazu geeignet, den Streit in diesem Sinne beizulegen. Es handelte sich um eine Beobachtungsstudie; die Autoren werteten dazu rückblickend ein großes Krankenregister aus. »Solche Daten sind nie frei von Irrtümern und anfällig für systematische Fehler«, schreiben die Autoren selbstkritisch. »Die Gruppen sind undurchschaubar zusammengewürfelt«, sagt Gerd Antes vom Deutschen Cochrane-Zentrum für evidenzbasierte Medizin in Freiburg, das die Qualität medizinischer Studien bewertet. »Den Effekt der Therapie kann man so überhaupt nicht beurteilen.«

Der Studienaufbau kann das Ergebnis stark beeinflussen: Eine Beobachtungsstudie unterliegt der Gefahr, dass die Patienten, die sich für eine Therapie entscheiden, deutlich gesünder und gesundheitsbewusster sind – und aus diesem Grund länger überleben als diejenigen, die sich entscheiden abzuwarten. Verzerrung durch falsche Selektion nennen Statistiker diesen Trugschluss. »Haben die Stärksten überlebt oder wurden sie in der Studie entsprechend ausgewählt?«, fragt der Urologe Mark Litwin von der University of California in Los Angeles. »Bis es Klarheit gibt, sollten die Ärzte standhaft bleiben und versuchen, Übertherapien wie Untertherapien zu vermeiden, indem sie bei jedem Patienten genau den wahrscheinlichen Verlauf des Tumors und die Lebenserwartung abwägen.«

In kaum einem Fall ist die Gefahr von Überdiagnose und Übertherapie so groß wie bei Prostatakrebs: 30 bis 70 Prozent der entdeckten Prostatakarzinome wären ohne Screening nie aufgefallen.

Seit dieser hohe Anteil Überdiagnosen bekannt ist, wird der Umgang mit Männern, bei denen Krebs in der Prostata entdeckt worden ist, kontrovers diskutiert. Manche Urologen bevorzugen die Therapie, weil dann keine Tumorgefahr mehr besteht, egal, wie sich der Krebs entwickelt. Andere wollen den Verlauf des Krebses abwarten und den Männern unnötige Behandlungen ersparen.

Wie sehr die Überdiagnosen zugenommen haben, zeigt auch die Häufigkeit der Fälle von Prostatakrebs insgesamt. In Deutschland wurde er 1980 weniger als 20 000-mal diagnostiziert. Im Jahr 2000 waren es schon mehr als 40 000 Fälle, im Jahr 2007 fast 60 000. Urologen profitieren davon, wenn sich mehr Männer untersuchen lassen. Der PSA-Test, der das prostataspezifische Antigen im Blut misst, kostet etwa 30 Euro und wird von den Kassen nicht erstattet, weil er ungenau ist und falsch positive sowie falsch negative Ergebnisse liefert – eine vermeintliche Krebsdiagnose, obwohl kein Tumor vorliegt, oder Entwarnung, obwohl sich ein Krebs gebildet hat.

»Die Verbreitung des PSA-Tests hat dazu geführt, dass immer mehr Männer mit frühen und langsam wachsenden Krebsformen diagnostiziert werden«, schreiben die Autoren einer US-Studie an 72 000 Männern. Mediziner um John Concato von der Universität Yale haben im Fachblatt *Archives of Internal Medicine* im Jahr 2006 gezeigt, dass Männer, deren PSA regelmäßig untersucht wurde, nicht länger leben als solche, die auf diese Vorsorge verzichtet haben. Auch wenn zusätzlich zum PSA-Test die Prostata rektal abgetastet werde, überlebten die Männer nicht länger, schreiben die Autoren.

»Aufgrund der bisherigen Beweise sollte kein Routinetest auf Prostatakrebs bei beschwerdefreien Männern empfohlen werden«, lautet das Fazit der Autoren. »Vielmehr sollten die Patienten über die Unsicherheit der Methode aufgeklärt werden und darauf ihre Entscheidung gründen.« Das unabhängige Netzwerk Evidenzbasierte Medizin, das medizinische Studien prüft, stellte zum PSA-Test seinerzeit deshalb unmissverständlich fest: »Der Nutzen einer solchen Maßnahme im Sinne eines verlängerten Überlebens von betroffenen Männern ist nach einhelliger wissenschaftlicher Auffassung nicht belegt.«

»Bevor unsere Daten die Therapie beeinflussen, müssen sie in randomisierten Studien an Männern mit Prostatakrebs bestätigt werden«, schreiben Concato und seine Mitstreiter. Dies wird dauern, denn mit Ergebnissen von zwei Untersuchungen, in denen möglichst ähnliche Teilnehmer in den Gruppen sind und vorher festgelegt wurde, wer behandelt wird, ist erst 2009 oder 2010 zu rechnen. »Alles wartet auf diese Studien«, sagt Gerd Antes. »Aber in der Praxis wird so getan, als ob man das Ergebnis schon kennen würde.«

Ein Dilemma der Diagnostik besteht für Mediziner wie Patienten darin, dass Ärzte im Einzelfall kaum vorhersagen können, wie sich die Krebszellen entwickeln. Wuchert der Tumor in der Prostata rasch, bildet er Metastasen und führt schnell zum Tod wie bei Frank Zappa, der 1993 mit 52 Jahren an Prostatakrebs starb? Oder wächst der Tumor langsamer wie bei François Mitterrand, der mit dem Krebs fast 80 wurde?

Weil niemand den weiteren Verlauf vorhersagen kann, ist die Therapieentscheidung heikel. Und sie hat Folgen. Denn die radikalste Form der Behandlung, die Entfernung der Prostata, geht oft mit schweren Nebenwirkungen einher: Etwa 20 Prozent der Männer sind nach der Operation ganz oder teilweise inkontinent. Ein noch größerer Anteil (je nach Untersuchung zwischen 20 und 70 Prozent) ist anschließend impotent.

Da immer öfter auf PSA getestet wird, nimmt die Zahl der Diagnosen und Operationen zu. Im Einzelfall kann zwar kaum beurteilt werden, ob die Entfernung der Prostata unnötig war und der Patient tatsächlich schwere Nebenwirkungen ertragen musste. Statistisch wären jedoch »von zehn Tumoren, die der PSA-Test entdeckt, etwa drei bis sieben ohne den Test nie aufgefallen, es sind demnach Überdiagnosen«, schreibt die Stiftung Warentest in dem 2005 erschienenen Buch *Untersuchungen zur Früherkennung: Krebs. Nutzen und Risiken.*

Zudem ist der Test in beide Richtungen unspezifisch: Der PSA-Wert ist, wie erwähnt, nicht nur bei Krebs erhöht, sondern auch bei Entzündungen der Prostata, nach Sex oder Radfahren. Bei 20 Prozent der Tumore fällt der PSA-Test aber auch fälschlicherweise normal aus – der Krebs wird übersehen. 2004 legte eine amerikanische Forschergruppe um Ian Thompson im *New England Journal of Medicine* Daten vor, wonach etliche Tumoren der Prostata auch bei unauffälligen PSA-Werten vorkommen. In einer großen Studie berichten die Wissenschaftler von fast 3000 Männern im Alter zwischen 62 und 91 Jahren, bei denen die PSA-Konzentration nie mehr als vier Nanogramm pro Millimeter Blut betrug und die Tastuntersuchung der Prostata unauffällig war. Leitlinien geben zumeist einen PSA-Grenzwert von vier Nanogramm an. Liegt der Wert darunter, bestünde demnach keine Krebsgefahr. Im Widerspruch dazu fanden die US-Wissenschaftler bei ihren Untersuchungen jedoch, dass rund 15 Prozent der Männer mit unauffälligen Befunden an Prostatakrebs erkrankt waren, obwohl ihr PSA-Wert »normal« war.

Umfragen haben ergeben, dass viele Ärzte hierzulande ihre Patienten nicht ausreichend darüber aufklären, wie ambivalent der PSA-Test ist. Auf Männergesundheitstagen wird er beworben. Urologen preisen ihn als »individuelle Gesundheitsleistung« (IGeL) an, für die Patienten selbst bezahlen müssen. »Wir wissen, dass der Test Nachteile hat«, sagt der Arzt Michael Barry aus Boston. »Vielleicht müssen wir lange warten, bis sich doch ein Nutzen zeigt, der den Schaden überwiegt.«

Gerd Antes, Leiter des deutschen Cochrane-Zentrums in Freiburg, sieht in den Ergebnissen der Studien »ein eklatantes

Beispiel dafür, dass ein Test, der von vielen für nützlich gehalten wird, falsche Sicherheit vorgibt«. Antes warnt davor, aus der US-Untersuchung den Schluss zu ziehen, den PSA-Grenzwert weiter herabzusetzen: »Dadurch wird zwangsläufig die Zahl fälschlich positiver Diagnosen noch weiter erhöht.«

Fazit: Prostatakrebs und PSA-Screening

- Bei fast 60 000 Männern wird in Deutschland jedes Jahr neu die Diagnose Prostatakrebs gestellt, vor 30 Jahren wurden nur etwa 20 000 Fälle jährlich diagnostiziert.
- 11 000 Männer sterben jedes Jahr in Deutschland an Prostatakrebs.
- Im Durchschnitt sind die Männer bei der Diagnose 67 Jahre alt, nur 10 Prozent sind jünger als 60 Jahre.
- Die rapide Zunahme der Diagnosen geht auf vermehrte PSA-Tests zurück. 1990 gab es nur 27 000 Neuerkrankungen pro Jahr – gleichzeitig sinkt die Zahl der Todesfälle.
- Krebsveränderungen in der Prostata sind häufig – und häufig harmlos: Bei 10 Prozent aller 20-30-Jährigen finden sich bereits Gewebeveränderungen, bei einem Drittel der 50-Jährigen bereits millimetergroße Tumore. Die Hälfte aller 80-Jährigen hat Krebs in der Prostata. Aber die meisten dieser Krebsnester verursachen keine Beschwerden – die Männer sterben mit, aber nicht an dem Tumor.
- Der PSA-Wert verändert sich bei Druck auf das Organ, etwa nach Radfahren, Sex oder einer Entzündung. Medikamente und falsche Lagerung können die Ergebnisse auch verändern, zudem sind in Deutschland mehr als 50 verschiedene Tests im Einsatz.
- In der Altersgruppe zwischen 55 und 74 Jahren kann bei 50

von 1000 Männern ein Krebs in der Prostata entdeckt werden. 10 davon übersieht der PSA-Test, 40 entdeckt er.

- Je nach Alter erhalten 100 bis 200 von 1000 Männern nach PSA-Test einen Fehlalarm, der sich erst nach weiteren Untersuchungen als falsch herausstellt. Auf einen entdeckten Tumor kommen vier Fehlalarme.
- Die weitere Abklärung erfordert erneut PSA, Tastuntersuchung und Ultraschall. Falls der Verdacht weiter besteht, ist eine Biopsie mit mindestens sechs Gewebeproben nötig. Ist der Befund auch dann noch uneindeutig, müssen weitere Proben nach drei bis sechs Monaten genommen werden.
- Nach der radikalen Prostatektomie, das heißt der Entfernung der Prostata, sind 20 Prozent der Männer hinterher inkontinent, 20 bis 70 Prozent impotent.
- Nicht nur die Operation, auch die Strahlentherapie kann zu Inkontinenz und Impotenz führen.
- Bisher hat keine Studie bewiesen, dass ein PSA-Test das Leben verlängert oder das Leiden verringert, das ein fortgeschrittener Krebs verursachen kann, weshalb auch das Netzwerk Evidenzbasierte Medizin den Test nicht empfehlen kann.
- Nach bisherigen Untersuchungen kann ein PSA-Test die Diagnose eines Tumors um bis zu 12 Jahre vorverlegen, denn der Test deckt auch Tumore auf, die zwar später Beschwerden gemacht hätten, aber nie lebensbedrohlich geworden wären.
- Gerhard Ehninger, Präsident der Deutschen Gesellschaft für Hämatologie und Onkologie, sagt daher: »Wenn man unheilbaren Krebs zwei Jahre früher erkennt, überlebt man ihn zwar statistisch auch zwei Jahre länger. Man stirbt dann aber trotzdem nicht später.«
- Bei vielen Männern wachsen Tumore heran, die nie Be-

schwerden verursachen würden. Regelmäßig werden solche harmlosen Tumore durch PSA-Tests überflüssigerweise entdeckt. Unklar ist, wie groß der Anteil dieser Überdiagnosen ist: Nach verschiedenen Schätzungen beträgt er zwischen 30 und 70 Prozent. Das heißt, 3 bis 7 von 10 Tumoren, die beim PSA-Test entdeckt werden, wären nie aufgefallen und hätten nie Beschwerden ausgelöst. Aus diesen Überdiagnosen folgen Übertherapien mit den möglichen Folgen Inkontinenz und Impotenz. Die psychischen Folgen sind ähnlich wie bereits bei der Mammographie dargestellt: Angst, Ungewissheit und das Gefühl, nicht mehr gesund zu sein.

– Das Dilemma rund um das PSA-Screening ist kaum zu lösen, denn bisher können Ärzte nicht zuverlässig voraussagen, wie sich ein entdeckter Tumor weiterentwickelt.

Darmkrebs – die PR-Strategie für mehr Spiegelungen

Harald Schmidt, Hella von Sinnen, Sandra Maischberger, aber auch der Astronaut Ulf Merbold haben Werbung für die Untersuchungen gemacht – von Ärzten werden sie sowieso empfohlen: Tests zur Früherkennung von Krebs haben ein ausgezeichnetes Image. Seit die Felix-Burda-Stiftung viel Geld aufwendet, um über Darmkrebs und Darmspiegelungen zu informieren, sind Untersuchungen des Enddarms geradezu populär geworden. Eine ehemalige ARD-Moderatorin mit Hollywood-Ambitionen hat sich im März 2002 sogar dabei filmen lassen. »Es klingt zynisch, aber seit der junge Burda gestorben ist, haben wir Fachärzte keine finanziellen Probleme«, sagt ein Magen-Darm-Experte, der ungenannt bleiben will. »Weil er so jung war, hätten wir ihn aber sowieso nicht vorher erwischt.«

Ob Pelé für Viagra dahin geht, wo es wehtut (»Sprechen Sie

mit Ihrem Arzt darüber«) oder mit dem Evergreen »Ring of Fire« von Johnny Cash für Hämorrhoidensalbe geworben wird: Unter Prominenten und solchen, die sich dafür halten, hat es mittlerweile Tradition, für eine vermeintlich gute Sache einzutreten. Der Aufruf zur Darmspiegelung hat der Rubrik »Was macht eigentlich?« den Rang streitig gemacht. Mittlerweile werben Nina Ruge, Verona Pooth und auch Christine Neubauer unter dem Motto »I feel good« für die Inspektion der Darmwände.

»Prominente haben Verantwortung und finden Nachahmer«, sagt der Bremer Gesundheitswissenschaftler Schmacke. »Ich bin aber skeptisch, ob sie die Zeit haben, sich etwa mit den Qualitätsanforderungen an das Screening zu beschäftigen.« Es sei tief im Bewusstsein verankert, dass Früherkennung gut ist – »dabei muss der Nutzen erst belegt sein«. Der Erfolg der Kampagnen ist dabei nicht zu unterschätzen. Nun kann die Darmspiegelung in der Tat hilfreich sein, um Tumore aufzudecken. Die Aufklärung darüber, wie groß das Risiko für Darmkrebs tatsächlich ist und welche Chancen und Risiken mit der Untersuchung einhergehen, kommen in der Promi-Werbung allerdings viel zu kurz.

Hier, wie in der Wahrnehmung der meisten medizinischen Laien gilt: Was soll auch schlecht daran sein, wenn ein bösartiger Tumor frühzeitig entdeckt wird? Dann hat sich, so die Annahme, der Krebs noch nicht so stark ausgedehnt, die rasche Diagnose erlaubt eine wirksamere Therapie und somit auch eine günstigere Prognose – so der nahe liegende Schluss. Doch diese Logik ist manchmal trügerisch. Denn Untersuchungen zur Krebsvorsorge sind nur sinnvoll, wenn sich Lebensqualität oder Überlebenschancen von Patienten tatsächlich verbessern – doch das ist nicht immer der Fall.

Früherkennung von Darmkrebs kann tatsächlich einen Nutzen für Patienten haben. Mehr als 66 000 Menschen erkranken jährlich in Deutschland neu an diesem Tumor, etwa 29 000 sterben jedes Jahr daran. Von 1000 Menschen zwischen 45 und 75 Jahren haben zehn Dickdarmkrebs, bei 300 finden sich zumeist gutartige Polypen im Darm. Nach bisherigen Auswertungen wird mit Hilfe der Darmspiegelung in mindestens sechs von zehn Krebsfällen der Tumor entdeckt.

Auch wenn die Darmspiegelung geringe Risiken birgt – etwa die der Infektion oder Blutung –, können zumindest die über 50-Jährigen von der Untersuchung profitieren. Falsche Befunde sind, im Vergleich zu anderen Früherkennungstests, selten. Zudem kann während der Spiegelung manchmal gleichsam nebenbei auch die Entstehung eines Tumors verhindert werden, weil die Polypen, die als Krebsvorstufen gelten, entfernt werden.

Trotzdem ist es wichtig, dass auch im Fall der Früherkennung von Darmkrebs Vor- und Nachteile deutlich gemacht werden. Gesundheitswissenschaftler Norbert Schmacke hat in seinem äußerst lesenswerten Buch *Wie viel Medizin verträgt der Mensch?* darauf hingewiesen, wie einfach es wäre, am Beispiel von Dickdarmkrebs ein paar grundsätzliche Angaben über Chancen und Risiken des Screenings laienverständlich aufzubereiten. Dies hat der Mediziner David Eddy, der selbst zur Risikogruppe gehört, weil sein Vater an Darmkrebs gestorben ist, schon 1990 im Fachblatt *Journal of the American Medical Association* gezeigt.

Nach den 1990 verfügbaren Daten bekommen ohne Screening 103 von 1000 Menschen (10,3 Prozent) Darmkrebs, mit Screening sind es 73 von 1000 (7,3 Prozent). Die Reduktion beträgt also 3,0 Prozent. Die Wahrscheinlichkeit, an Darmkrebs zu sterben, wird durch das Screening von 5,3 auf 2,9 Prozent gesenkt (minus 2,4 Prozent). Die Wahrscheinlichkeit, überhaupt einen stummen Darmkrebs zu beherbergen, der im Folgejahr Probleme bereitet, liegt bei 0,1 Prozent (10 Fälle unter 10 000 Erwachsenen). Durch Screening würde sie um 0,07 Prozent (7 von 10 000) auf 0,03 Prozent (3 von 10 000) gesenkt werden. Soweit die möglichen Vorteile.

Nun zum möglichen Schaden. Die Wahrscheinlichkeit, während der Spiegelung eine Darmperforation zu erleiden, liegt bei 0,3 Prozent, das heißt bei 3 von 1000 Patienten wird der Darm während der Untersuchung durchstochen. Die Wahrscheinlichkeit, dass der Hämokkult genannte Test auf Blut im Stuhl einen Fehlalarm zeigt, liegt bei 400 von 1000 Fällen, das heißt 40 Prozent.

Die Zahlen sind nach heutigem Kenntnisstand ein wenig, aber nicht grundsätzlich anders. Eddy forderte seinerzeit »Balance-Sheets« für alle wichtigen klinischen Entscheidungen, in denen die möglichen Vor- und Nachteile übersichtlich dargestellt werden; ein bis heute unerfülltes Projekt. Für Laien übersetzt er das Zahlenbeispiel so: Anhand einer derartigen Tabelle könne man sehen und besprechen, »ob eine Reduktion der Gefahr, Darmkrebs zu bekommen, um drei Prozent und eine Minderung der Gefahr, an Darmkrebs zu sterben, um 2,4 Prozent es wert sind, die Unannehmlichkeit von neun Spiegelungen und eine 40-prozentige Wahrscheinlichkeit eines falsch positiven Hämokkult-Tests über 26 Jahre gestreckt hinzunehmen«.

Die Qualität einer Darmspiegelung ist entscheidend davon abhängig, wie gut der Arzt ist, der das Endoskop bedient. Das ist im Grundsatz kaum verwunderlich, doch eine Analyse von etwa 2000 Darmspiegelungen, die zwölf erfahrene Ärzte innerhalb von 15 Monaten machten, ergab, wie das *New England Journal of Medicine* 2006 darstellte, enorme Unterschiede. Manche Ärzte entdeckten die als Adenome bezeichneten, auf

Krebs hindeutenden Veränderungen zehnmal erfolgreicher. Die Güte der Untersuchung war zudem stark davon abhängig, wie viel Zeit sich die Ärzte für die Spiegelung nahmen.

Die Studie des Magen-Darm-Spezialisten Robert Barclay und seiner Kollegen von der Universität Illinois ergab, dass bei den Spiegelungen in 23,5 Prozent der Fälle Wucherungen entdeckt wurden, die bei 5,2 Prozent der Patienten schon bösartig verändert waren. Diese Zahlen entsprechen den bisherigen Erfahrungen aus der Fachliteratur. Manche Ärzte entdeckten im Durchschnitt 0,1 Wucherungen pro Patient, andere hingegen fanden 1,05 Veränderungen. Einige Ärzte fanden bei 9,4 Prozent der Patienten Adenome, andere bei 32,7 Prozent. Die Ärzte, die sich für die Untersuchung mindestens sechs Minuten Zeit nahmen, entdeckten deutlich mehr Veränderungen, als diejenigen, die schneller fertig waren.

»Viele Leute glauben, dass ihr Risiko für Darmkrebs gleich null ist, wenn sie einmal eine Darmspiegelung hatten«, sagt der Gastroenterologe David Liebermann von der Universität Oregon. »Zunächst muss aber die Qualität der Untersuchung gewährleistet sein.« Zudem könne auch die beste Spiegelung das Risiko für Darmkrebs nie ganz ausschalten, sondern allenfalls ein wenig verkleinern.

Impfung gegen Krebs

An Gebärmutterhalskrebs erkranken in Deutschland jährlich ungefähr 6000 Frauen; etwa 1600 sterben jedes Jahr daran. Mit einem Abstrich am Muttermund, dem so genannten Pap-Test, können auffällig veränderte Zellen erkannt werden. Nutzen und möglicher Schaden dieses Tests, der in 50 von 1000 Fällen zu einem Fehlalarm führt, sind im Kapitel »Vorsorge am fehlenden Organ« bereits besprochen worden. Es überwiegt klar der Nutzen einer extensiven Untersuchung, zumal sie frei von Risiken ist.

Erstmals soll in Deutschland aber auch eine flächendeckende Impfung vor einer Krebserkrankung schützen. Die Ständige Impfkommission (STIKO) hat im März 2007 für Mädchen im Alter von zwölf bis 17 Jahren die Impfung gegen Gebärmutterhalskrebs empfohlen. »Die epidemiologische Nutzen-Risiko-Abwägung der Impfung ist eindeutig positiv für diese Altersklasse«, sagte Christiane Meyer vom Robert Koch Institut, zu dem die STIKO gehört. Zahlreiche Krankenkassen hatten bereits vor diesem Votum angekündigt, die Kosten zu übernehmen.

»Wir begrüßen die Empfehlung der STIKO sehr«, sagte Barbara Marnach vom AOK-Bundesverband seinerzeit. Die AOK hatte sich, wie viele andere Kassen auch, im Dezember 2006 zur Kostenübernahme bereit erklärt. »Frauen und junge Mädchen mussten bisher das Geld für die Impfung vorstrecken und bekamen es nachträglich von den Kassen erstattet«, sagte Marnach. Die Kosten für die Impfung betragen pro Dosis derzeit etwa 150 Euro; es sind 450 Euro notwendig, um den kompletten Impfschutz zu erzielen.

Auf eine Impfung gegen Krebs hoffen Ärzte wie Patienten schon lange. Die meisten Tumorarten entziehen sich bisher jedoch einer Vorbeugung aus der Spritze. Der Impfstoff gegen Gebärmutterhalskrebs muss innerhalb von sechs Monaten dreimal in die Muskeln gespritzt werden, damit er optimal genutzt werden kann. Nach den Empfehlungen des Robert-Koch-Instituts sollte die Impfung vor dem ersten Geschlechtsverkehr abgeschlossen sein.

Der Impfstoff, der unter den Präparatenamen Gardasil und Silgard seit 2006 im Handel ist, wirkt gegen Papillom-Viren.

Etwa 70 Prozent der Gebärmutterkrebstumore werden von den Papillom-Viren 16 und 18 ausgelöst. Die Bekämpfung der Viren ist also entscheidend, um Gebärmutterhalskrebs zu verhindern. Die Erreger können jahrelang inaktiv bleiben, bis sie irgendwann das Gewebe zu abnormem Wachstum anregen, wodurch erst Krebsvorstufen, später Tumore entstehen. »Diese Kaskade wird zu 100 Prozent mit der Impfung verhindert«, sagt Susanne Stöcker vom Paul-Ehrlich-Institut. Es sei noch zu diskutieren, ob auch Frauen um die 30 oder älter geimpft werden sollen. »Sind sie schon mit einem Virus-Typ infiziert, kann das ja noch Schutz gegen den anderen Viren-Typus bieten«, sagt Stöcker.

Die Erreger werden hauptsächlich durch Geschlechtsverkehr übertragen und können das Gebärmuttergewebe dazu anregen zu entarten. Aus dem veränderten Gewebe entstehen nach einiger Zeit zunächst Krebsvorstufen und dann Tumore. In Studien an 20 000 Frauen hat sich gezeigt, dass der Impfstoff die Entwicklung von gesunden Zellen zu Krebsgewebe verhindern kann. Allerdings regte sich auch bald nach der Zulassung Kritik, dass die Studien nicht ausreichend umfangreich und unabhängig genug durchgeführt worden waren. Zudem kam es zu zwei unklaren Todesfällen, die mit der Impfung in Zusammenhang gebracht wurden, obowhl sich nie eine Kausalität beweisen ließ.

Die Impfung gegen Gebärmutterhalskrebs wurde in den Vereinigten Staaten im Juni 2006 und europaweit im September 2006 zugelassen. In den Industrieländern gehört der Zellabstrich am Gebärmutterhals seit Jahrzehnten zur Krebsvorsorge. Schon bevor es die Impfung gab, ist der Tumor in den reichen Ländern zurückgedrängt worden. »Seit der Abstrich zur Vorsorge gehört, ist die Häufigkeit um mehr als die Hälfte zurückgegangen«, sagt Georg Feichter, Pathologe an der Universität Basel. Vorstufen zum Tumor können auf diese Weise früh erkannt und behandelt werden. »In Afrika ist Gebärmutterhalskrebs hingegen der häufigste Krebs bei Frauen – ein Volksleiden, Tendenz steigend«, sagt Feichter. »Hätten wir eine Weltregierung, müsste dort die Impfung zunächst eingeführt werden.« Bei Kosten von 450 Euro für die Impfung bleibt das wohl eine vergebliche Hoffnung. Die Hoffnung auf große Gewinnmargen hat sich hingegen erfüllt. 2007 war der HPV-Impfstoff Gardasil mit 267 Millionen Euro das umsatzstärkste Medikament in Deutschland.

Screening auf Hautkrebs – Deutschland prescht vor

Die Mitglieder der Deutschen Gesellschaft für Epidemiologie (DGEpi) waren überrascht. Sie hatten im Herbst 2007 erfahren, dass schon im Folgejahr das regelmäßige Hautkrebs-Screening als Leistung der gesetzlichen Krankenkassen eingeführt werden sollte – und das, obwohl eindeutige Belege für den Nutzen der Untersuchung fehlten. Heiko Becher, der Vorsitzende der Epidemiologen, beschwerte sich daraufhin bei Rainer Hess, dem Vorsitzenden des Gemeinsamen Bundesausschuss (G-BA). Der G-BA ist das Gremium, das beschließt, was Kassenleistung wird und was nicht. Genutzt hat die Beschwerde augenscheinlich wenig. Ebenso wenig wie der Einwand Bechers, »dass internationale Gremien ausdrücklich auf die fehlenden Daten für eine Entscheidung zum jetzigen Zeitpunkt« hinweisen. Seit dem 1. Juli 2008 erstatten die Krankenkassen das Hautkrebs-Screening für alle gesetzlich versicherten Männer und Frauen ab dem 35. Lebensjahr. Die Untersuchung kann im Abstand von zwei Jahren wahrgenommen werden.

»Beweise für den Nutzen des Screenings gibt es nicht mal

aus Neuseeland und Australien, wo Hautkrebs weltweit am häufigsten vorkommt«, sagt Günther Egidi vom Vorstand der Deutschen Gesellschaft für Allgemeinmedizin. Der mögliche Schaden würde auf den zweiten Blick deutlich. Wenn Hausärzte etwas Auffälliges finden und Patienten zum Dermatologen überweisen, wird dieser zwar nicht jeden schwarzen Fleck sofort wegschneiden. »Trotzdem können kosmetisch störende Narben ein möglicher Schaden sein«, sagt Egidi. »Den größten Schaden sehe ich aber darin, dass noch mehr gesunde Menschen die Hausarzt-Praxen verstopfen. Schon jetzt sind wir deutschen Hausärzte Weltmeister in der Anzahl täglich behandelter Patienten.« Die Folge sei, dass Ärzte für die wirklich Kranken und Bedürftigen noch weniger Zeit haben.

Das Screening umfasst die Untersuchung der gesamten Körperoberfläche, einschließlich der Körperfalten, aller behaarten Stellen, der Geschlechtsorgane und der sichtbaren Schleimhäute. Geachtet werden soll nicht nur auf den schwarzen Hautkrebs, den Ärzte als Malignes Melanom bezeichnen, sondern auch auf Basaliome und Spinaliome. Basaliome bilden sich besonders im Alter an Kopf und Armen. Sie bilden keine tödlichen Metastasen aus, können aber in die Tiefe wachsen und dabei das angrenzende Gewebe verdrängen. Werden sie komplett entfernt, ist die Heilung zu mehr als 99 Prozent vollständig. Ein Spinaliom, das auch als Stachelzellkrebs bezeichnet wird, kann, wenn es unbehandelt bleibt, in einem von 20 Fällen Metastasen bilden und Organe angreifen. Zumeist ist es aber nicht lebensbedrohlich.

In Deutschland werden jedes Jahr etwa 70 000 Basaliome und 30 000 Spinaliome neu diagnostiziert. Damit ist Hautkrebs die Nummer eins in der Krebsstatistik – allerdings liegt das an diesen beiden Tumorarten, die sehr häufig auftreten, aber auch sehr selten lebensgefährlich sind. Das tatsächlich bösartige Maligne Melanom ist im Vergleich dazu seltener, in Deutschland werden etwa 15 000 Fälle jährlich entdeckt.

Um ein Malignes Melanom zu erkennen, richten sich Ärzte nach der ABCDE-Regel. A steht für Asymmetrie und eine unregelmäßige Form. B bedeutet eine unregelmäßige Begrenzung. C wie Color bezieht sich auf einen sehr dunklen oder unregelmäßig pigmentierten Fleck. D meint den Durchmesser, der nicht größer als sechs Millimeter sein sollte. E wie Erhabenheit steht für Pigmentflecken, die sich über die Hautoberfläche wölben.

Bisherige Erfahrungen mit der Entdeckung von Hautkrebs zeigen, dass Ärzte längst nicht alle Pigmentmale richtig einschätzen. Von 1000 Erwachsenen haben in Deutschland maximal vier einen unentdeckten Hautkrebs. Je nach Studie wird im besten Fall nur einer von 20 bösartigen Befunden übersehen, im schlechtesten Fall einer von vieren. Häufiger ist der Anteil der Fehlalarme. Hausärzte diagnostizieren bei 1000 Patienten etwa 340-mal einen auffälligen Befund, der sich dann als harmlos entpuppt. Hautärzte lösen in 90 von 1000 Fällen Fehlalarme aus.

Vom 1. Juli an dürfen alle Ärzte in Deutschland die Untersuchung anbieten, sofern sie eine achtstündige Fortbildung nachweisen können, in der auch das Thema Nutzen und Schaden von Früherkennungsuntersuchungen behandelt werden soll. Eine Beratung sehen die neuen Richtlinien hingegen erst bei der Befundmitteilung vor. Laut Dietmar Sturm, dem Vorsitzenden des Institus für hausärztliche Fortbildung haben sich bereits mehr als 10 000 der 45 000 Hausärzte für das Hautkrebs-Screening qualifiziert.

»Ich kritisiere, dass man keinerlei Grundlagen geschaffen hat, um den Effekt des Screenings später messen zu können«, sagt Klaus Giersiepen vom Bremer Institut für Präventionsforschung und Sozialmedizin. »Es wird daher nicht möglich sein, die Krankheitsverläufe von Melanompatienten danach zu unterscheiden, ob sie am Screening teilgenommen haben oder nicht.« Genau dies wäre aber die erforderliche Basis, auf der man das Screening empfehlen oder davon abraten könnte.

Für Screening-Teilnehmer ist schließlich die Frage interessant, ob sie länger leben, wenn sie an dem Programm teilnehmen. Zudem wollen und sollten sie wissen, ob sie eine höhere Lebensqualität erwarten können, wenn ein Krebs oder die Vorstufe eines Tumors entdeckt wird. Diesen möglichen – aber im Fall von Hautkrebs eben nicht erwiesenen – Vorteilen steht die Gefahr gegenüber, dass die Diagnose zwar zeitlich vorverlagert wird, das frühere Wissen aber keine Vorteile bringt. Zudem kann es zu möglichen Überdiagnosen kommen, wenn Geweberänderungen erkannt und behandelt werden, die nie Beschwerden verursacht hätten.

Eckhard Breitbart, zweiter Vorsitzender der Arbeitsgemeinschaft Dermatologische Prävention, hat wichtige Vorarbeiten geleistet, um das Hautkrebs-Screening in Deutschland durchzusetzen. »Bisher hat kein Land dieser Welt den Mut gehabt, solch ein Massenscreening einzuführen und zu evaluieren – wir haben also eine Vorreiterrolle übernommen«, sagte er im Juni 2008 gegenüber dem *Deutschen Ärzteblatt*. »Alles schaut auf uns. Wenn wir es nicht schaffen, wird das Hautkrebs-Screening nirgendwo auf der Welt eingeführt.«

Dass Deutschland diese weltweite Vorreiter-Rolle eingenommen hat, sehen Kritiker des Screenings allerdings skeptisch, da noch kein wissenschaftlicher Beleg für den Nutzen existiert. Der könnte aus Australien kommen, wo derzeit eine randomisierte Studie durchgeführt wird, die aber längst noch nicht abgeschlossen ist. Allerdings könnte sich auch die Möglichkeit schädlicher Wirkungen herausstellen. In Deutschland werden gründliche Ergebnisse über die Bilanz des Screenings kaum zu erwarten sein. Das Gutachten von Eckhard Breitbart, das wesentlich für die Entscheidung des G-BA war, das Screening zu erstatten, wurde bis zum 1. Juli 2008 nicht öffentlich zugänglich gemacht. Kritiker wie die Deutsche Gesellschaft für Epidemiologie monieren zudem, dass in dem Gutachten die abwartenden Einschätzungen internationaler Fachgremien »teilweise anders dargestellt werden, als sie auf den Original-Internetseiten zu finden sind«. Die Forderungen der Epidemiologen sind unmissverständlich: »Falls das Hautkrebs-Screening trotz fehlender wissenschaftlicher Evidenz eingeführt wird, fordern wir daher zumindest eine festgeschriebene Evaluation.«

»Für mich ist das eine sinnvolle Sache«, sagt hingegen Matthias Augustin, Dermatologe am Universitätsklinikum Hamburg und Leiter der Versorgungsforschung in der Dermatologie. »Wenn Leute zum Screening gehen, achten sie auch sorgfältiger auf Prävention und gehen weniger in die Sonne.« Dass der Nutzen noch nicht belegt ist, stört Augustin kaum. »Das kann man nur beweisen, wenn man es macht«, sagt der Hautarzt. »Selbst wenn Australien Ergebnisse hätte, würde ich die nicht auf Deutschland übertragen. Das muss sich hier in unserem Gesundheitssystem erweisen.« Schließlich gebe es viele Anhaltspunkte dafür, dass Screening nütze. »Das ist zumindest unsere Hypothese«, so Augustin.

Bis die Frage von Nutzen oder Schaden geklärt ist, sollte sich das Augenmerk auf die primäre Vorsorge richten, wenigstens darin sind sich alle Experten einig. Noch immer bemerken Hautärzte, dass die Bevölkerung zu wenig über die Auswirkungen von zu viel Sonnen- und UV-Strahlung an der Luft und in Sonnenstudios aufgeklärt ist – oder sich nicht danach richtet. Nach Herstellerangaben legen sich etwa zwölf Millionen Erwachsene in Deutschland regelmäßig oder gelegentlich auf die Sonnenbank. 70 Prozent davon bräunen sich unter einem der schätzungsweise 70 000 Geräte in den etwa 5000 gewerblichen Solarien. Frauen sind mehr als doppelt so oft Kunden wie Männer. Wie viele Jugendliche sich künstlich bräunen, ist unklar.

Gesundheitsgefährdend sind Solarien für Menschen aller Altersstufen. Mediziner vermuten jedoch, dass die Schäden umso schlimmer ausfallen, je jünger die Kunden sind. Strahlung im Solarium ist keineswegs harmloser als die Strahlung der Sonne. Im Gegenteil: In Solarien, die nur langwellige UV-A-Strahlung einsetzen, muss die Bestrahlungsstärke größer sein, um ausreichend zu bräunen. Dadurch nimmt das Risiko für chronische Hautschäden zu. Faltenbildung und vorzeitiges Altern der Haut, wie es als Mallorca-Akne bei Menschen zu beobachten ist, die sich zu viel in der Sonne aufhalten, sind mögliche Folgen. Werden UV-A- und UV-B-Strahlen im Solarium eingesetzt, steigt hingegen die Gefahr für einen Sonnenbrand. Studien aus Skandinavien und Kanada haben gezeigt, dass häufige Besuche im Solarium bei fehlender fachkundiger Beratung das Risiko für Hautkrebs deutlich erhöhen. Wie viele Solarien in Deutschland per Münzeinwurf ohne jede Betreuung betrieben werden, kann die Branche nicht genau beziffern.

In Deutschland erkranken jährlich mehr als 100 000 Menschen an Hautkrebs. Es sei unverständlich, dass Hautkrebs die häufigste Tumorart sei, obwohl er »leicht vermeidbar wäre«, sagt Gerd Nettekoven, Geschäftsführer der Deutschen Krebshilfe. »Wir wollen den Menschen den Spaß an der Sonne nicht verbieten«, aber beim Besuch im Sonnenstudio sei Vorsicht geboten.

Das Umweltministerium plant deshalb eine Altersgrenze von 18 Jahren für den Solarienbesuch. Zudem sollen alte Sonnenbänke mit einer UV-Strahlung von mehr als 0,3 Watt pro

Quadratmeter aus dem Verkehr gezogen werden. Die EU hatte im Juli 2007 bereits festgesetzt, dass der Strahlungswert neuer Bräunungsgeräte nur noch halb so hoch sein darf wie zuvor. Das ist erwiesenermaßen eine sinnvolle Vorsorge.

Diagnose ohne Nutzen: CT-Screening bei Lungenkrebs

Die Hoffnung ist nahe liegend, aber sie wird längst nicht immer erfüllt. Wird ein Krebs frühzeitig festgestellt, führt das nicht automatisch zu einer besseren Prognose. Ärzte vom Sloan-Kettering Krebs-Zentrum in New York und der Mayo Clinic in Rochester haben diesen Nachteil der Früherkennung auch bei Menschen mit einem erhöhten Risiko für Lungenkrebs beobachtet. Im *Journal of the American Medical Association* berichteten sie 2007, dass zwar mehr Krebsfälle diagnostiziert werden, wenn sich langjährige Raucher oder Ex-Raucher regelmäßig einer Untersuchung mittels Computertomographie unterziehen. Die Zahl der fortgeschrittenen Tumore und Todesfälle sinkt auf diese Weise aber offenbar nicht.

»Ziel einer Reihenuntersuchung ist es, Leben zu retten«, sagt Colin Begg, Leiter der Arbeitsgruppe in New York. »Während der Beobachtungszeit fanden wir aber keine Belege dafür, dass CT-Screening Todesfälle durch Lungenkrebs verhindern kann.« Die Krebsexperten aus den USA hatten mehr als 3200 beschwerdefreie Teilnehmer in ihre Untersuchung eingeschlossen. Fast fünf Jahre lang unterzogen sich die Probanden jährlich einer CT-Untersuchung der Lunge. Wurde dabei ein verdächtiger Knoten entdeckt, wurden die Teilnehmer behandelt.

Mit Hilfe der Untersuchung wurden 144 Fälle von Lungenkrebs diagnostiziert. Das waren mehr als dreimal so viele wie die 44 Fälle, die ohne Screening entdeckt worden wären. Die

Patienten profitierten jedoch nicht von der häufigeren und früheren Diagnose – im Gegenteil. In der Folge wurden zehnmal so viele Patienten operiert, wie ohne CT-Untersuchung unters Messer gekommen wären (109 gegenüber 11 Fälle). Dennoch gab es 38 Todesfälle in der CT-Gruppe. 39 Teilnehmer der Studie wären jedoch auch ohne das Screening gestorben. »Die frühe Entdeckung und die zusätzliche Behandlung retten kein Leben, sondern die betroffenen Patienten müssen sich invasiven und wahrscheinlich unnötigen Therapien unterziehen«, sagt Peter Bach, der Erstautor der Studie.

»Unsere Ergebnisse sollten alle zweifeln lassen, die den Versprechungen des CT-Screenings glauben«, sagen die Autoren. »Die möglichen Schäden einer flächendeckenden Anwendung sind bedenklich.« Zu ähnlichen Ergebnissen waren auch schon Studien gekommen, in denen die Auswirkungen einer Röntgen-Reihenuntersuchung des Brustkorbs untersucht wurden: Auch die Früherkennung mittels Röntgen-Thorax, wie Ärzte die Methode nennen, brachte Patienten keinen Vorteil.

Da CT-Geräte immer kleinere Krebsknoten erkennen können, ist der Enthusiasmus mancher Ärzte groß, Patienten mit Lungenkrebs bessere Überlebenschancen zu ermöglichen. Erst im Jahr 2006 hatten Forscher behauptet, mit Hilfe eines CT-Screenings könnten viele Todesfälle durch Lungenkrebs verhindert werden. Doch dieser Schluss wie auch das Ergebnis der Studie aus dem Jahr 2007 beruht auf rückwirkenden Analysen. Die Ergebnisse zweier großer Studien, in denen drei Gruppen gebildet wurden, die mit CT, Röntgen-Thorax oder gar nicht untersucht werden, sind wohl frühestens 2010 zu erwarten. »Diese prospektiven Untersuchungen sind aufwendig, aber das ist die zuverlässigste Methode, um Klarheit über das Screening zu erlangen«, sagen William Black und John Baron von der Universität Dartmouth.

Das Krebsrätsel:
Mehr Tumore in Europa – aber gleich viele Todesfälle

Auf den ersten Blick widersprechen die Daten dem, was Krebsforscher wissen. Auf den zweiten Blick zeigen sie, wie schwierig gesicherte Aussagen über die Häufigkeit bösartiger Tumore
sind. Eine Auswertung des Krebsforschungszentrums IARC in
Lyon kam 2007 im Fachblatt *Annals of Oncology* zu dem Ergebnis, dass immer mehr Menschen in Europa an Krebs erkranken. Dieser Befund ist auch die Folge massiver Vorsorgebemühungen, die dazu führen, dass immer mehr Menschen mit
der Diagnose Krebs leben müssen, obwohl sie weder an Krebs
erkranken noch gar daran sterben. Zudem steigt die Zahl der
Diagnosen, weil Krebs immer früher erkannt wird und die Lei-
denszeit der Menschen, die um ihren Tumor wissen, auf diese
Weise verlängert wird.

Wenige Wochen zuvor hatten amerikanische Krebsforscher
noch berichtet, dass in den USA die Krebssterblichkeit sinke.
Wie viele Menschen an bösartigen Tumoren erkranken und
sterben, ist gesundheitspolitisch brisant, denn die Zahlen sind
Grundlage für die Debatte um die beste Vorbeugung und Behandlung von Krebs.

Gibt es demnach diagnostisch oder therapeutisch so starke
Unterschiede zwischen Europa und den USA, die diese Diskre-
panz erklären? Oder sind Europäer einfach mehr Risikofaktoren ausgesetzt als Amerikaner? »Seit 15 Jahren ist der Trend
eindeutig, dass die altersentsprechende Krebshäufigkeit und
-sterblichkeit in Europa wie auch in den USA zurückgeht«,
sagt Nikolaus Becker, Epidemiologe am Deutschen Krebsfor-
schungszentrum (DKFZ) in Heidelberg. »Daran hat sich überhaupt nichts geändert.« Becker spricht davon, dass »womöglich ein Riesenmissverständnis vorliegt«.

Werden in Krebsstatistiken nur die absoluten Fallzahlen verglichen, bleibt unberücksichtigt, ob die Bevölkerungszahl im Vergleichszeitraum zu- oder abgenommen hat. Steigt die Einwohnerzahl, gibt es schließlich auch mehr Krebsfälle. Genauso wichtig ist der statistische Abgleich nach Altersgruppen: In Ländern, in denen die Menschen sehr alt werden und wenige Kinder geboren werden, gibt es ebenfalls mehr Krebs als in Nationen, in denen die Lebenserwartung gering und die Geburtenrate hoch ist.

Die Forscher des IARC, einer Organisation der WHO, bringen hauptsächlich absolute Fallzahlen, die sie aus Statistiken hochgerechnet haben. Demnach gab es 2006 in Europa 3,2 Millionen neue Krebsfälle im Vergleich zu 2,9 Millionen im Jahr 2004. Daraus machten manche Medien einen Krebsanstieg um zehn Prozent. Gemäß der IARC starben 2006 etwa 1,7 Millionen Menschen in Europa an Krebs. Was in der neueren Auswertung nicht stand: 2004 starben ebenfalls 1,7 Millionen Menschen in Europa an Krebs, die Sterblichkeit hat sich also nicht verändert. Der größte Killer unter den Krebsarten bleibt mit 334 800 Todesfällen Lungenkrebs, gefolgt von Dickdarmkrebs (207 400 Tote), Brustkrebs (131 900) und Magenkrebs (118 200).

»Es ist nicht fair, hauptsächlich die absoluten Zahlen darzustellen«, sagt Alexander Katalinic, Sprecher der Krebsregister in Deutschland. »Selbst wenn die Bevölkerungszahl gleich bleibt, ändert sich ja das Altersspektrum.« Hinweise dafür, dass zwar mehr Krebs entdeckt wird, die Tumore aber nicht häufiger zum Tode führen, finden sich in den Daten aus Lyon schon. Die Zahlen der IARC-Forscher um Peter Boyle belegen, dass durch verstärkte Programme zur Früherkennung die Zahl der diagnostizierten Tumore steigt. So hat Brustkrebs mit 429 900 Neudiagnosen Lungenkrebs als häufigste Krebsform

2006 abgelöst. An zweiter Stelle steht nunmehr Dickdarmkrebs (412 900 Neudiagnosen), der ebenfalls durch verstärkte Früherkennung häufiger gefunden wird. Lungenkrebs, für den es keine spezifische Früherkennung gibt, liegt mit 386 300 Neudiagnosen auf Platz drei, obwohl daran die meisten Menschen sterben.

Der Führungswechsel in der Krebsrangliste ist jedoch nicht darin begründet, dass Tumore der Brust plötzlich häufiger und solche der Lunge seltener werden. Vielmehr führen die in vielen Ländern geförderten Reihenuntersuchungen dazu, dass immer mehr Krebsfälle immer früher festgestellt werden, ohne dass sich dies auf die Sterblichkeit auswirkt. »Die Brustkrebsprogramme haben die Häufigkeit von 2004 bis 2006 um 16 Prozent steigen lassen«, sagt Peter Boyle. Die Ausweitung der Mammographie geht jedoch nicht mit weniger Todesfällen einher – im Vergleich zu 2004 sind 2006 sogar mehr Frauen an Brustkrebs gestorben. Früherkennungskritiker betonen schon seit Jahren, dass die frühere Diagnose eines Krebsleidens nicht automatisch zu besseren Heilungschancen und Überlebenaussichten führt.

Auch die breite diagnostische Anwendung des Prostata-spezifischen Antigens (PSA) führt dazu, dass Prostatakrebs mit etwa 346 000 Fällen der häufigste Tumor war, der bei Männern 2006 entdeckt wurde. »Trotz der vielen PSA-Tests ist die Zahl der Todesfälle an Prostatakrebs seit 1995 jedoch um 16 Prozent angestiegen«, sagt Peter Boyle. »Das liegt in erster Linie daran, dass immer mehr Männer ein hohes Alter erreichen.«

Die Krebsforscher sind sich einig, dass wenige einfache Maßnahmen die Krebshäufigkeit am besten senken könnten: weniger Rauchen, mehr Obst und Gemüse in der Ernährung und mehr Bewegung. Erste Erfolge entsprechender Aufklärungsbemühungen zeigen sich auch in der Statistik. »Seit Jahren gibt es einen dezenten Rückgang in der Krebssterblichkeit insgesamt«, sagt Alexander Katalinic. »Aber durch Früherkennung geht die Rate der Neuerkrankungen nach oben.«

In Deutschland gibt es ebenfalls ein Wachstum der Krebsdiagnosen – es ist allerdings hausgemacht. Nach neuesten Schätzungen des Robert-Koch-Instituts und der epidemiologischen Krebsregister vom Frühjahr 2008 erkranken in Deutschland jedes Jahr etwa 230 500 Männer und 206 000 Frauen neu an Krebs. Diese Zahlen gelten für das Jahr 2004, aktuellere gibt es nicht. Die Gesamtzahl der Krebsneuerkrankungen blieb bei Frauen gegenüber der vorangegangenen Schätzung im Jahr 2002 in etwa unverändert. Bei Männern traten 2004 im Vergleich hingegen etwa 12 000 Neuerkrankungen mehr auf. Gibt es also mehr Krebs? Es wird doch so viel geforscht und gegen Tumore getan!

Der nationale Anstieg geht wie auch international fast vollständig auf das Konto von Tumoren der Vorsteherdrüse. 2004 wurde bei knapp 59 000 Männern in Deutschland Krebs in der Prostata entdeckt. Ein rasanter Anstieg: In den neunziger Jahren wurden jährlich noch weniger als 40 000 Fälle dieses Krebses entdeckt, aus den achtziger Jahren ist sogar die Zahl von jährlich »nur« 28 000 Neuerkrankungen dokumentiert.

Nun spricht eine erhöhte Krebshäufigkeit zwar nicht für ein schlechtes Gesundheitswesen, im Gegenteil. In Polen ist beispielsweise die Krebshäufigkeit europaweit mit etwa 1200 Fällen pro 100 000 Einwohnern am niedrigsten, während sie in wohlhabenderen Ländern und Regionen wie Südschweden und Deutschland mit 3000 pro 100 000 Einwohnern deutlich höher liegt. Die Erklärung dafür ist, dass eine bessere Behandlung in reicheren Ländern dazu führt, dass Menschen mit Krebs länger leben. Zudem werden Menschen in reicheren Ländern durchschnittlich älter, und Krebs ist in erster Linie ein Leiden des Alters.

Die gestiegene Krebshäufigkeit in Deutschland steht aber nicht für eine bessere medizinische Versorgung. Prostatakrebs wird – wie an anderer Stelle in diesem Buch gezeigt – häufiger, weil Ärzte Männer auf den Tumor testen, ohne dass dies immer sinnvoll wäre. Längst ist bekannt, dass der Test auf Prosta-ta-spezifisches Antigen (PSA) erstens häufig unzuverlässig ist, zweitens oft harmlose Krebsnester aufdeckt, die nie Beschwerden verursacht hätten und drittens – statistisch gesehen – nicht die Prognose verbessert. 30 bis 70 Prozent aller Diagnosen gelten als »Über-Diagnosen«, weil sie bei Männern gestellt werden, die den Tumor bis zu ihrem Tod nie bemerkt hätten. Wer tatsächlich an aggressivem Prostatakrebs erkrankt ist und von Test und Therapie profitiert hat, wird für die Diagnose wohl dankbar sein. Aus epidemiologischer Sicht werden auf diese Weise jedoch Männer flächendeckend krank geredet und – durch aggressive Therapien – krank gemacht.

Lotterie des Leidens

Man könnte auf die Idee kommen, nach Schweden zu ziehen. Dort ist die Wahrscheinlichkeit europaweit offenbar am größten, die ersten fünf Jahre nach einer Krebsdiagnose zu überstehen. Ähnlich gut sind die Chancen auch in Norwegen und Finnland. Insgesamt haben sich die Aussichten für Krebskranke in Europa zwar verbessert. »Doch würden alle Länder die Überlebensraten von Schweden, Norwegen und Finnland erreichen, gäbe es zwölf Prozent weniger Tote durch Krebs in den anderen Nationen während der ersten fünf Jahre«, sagt Mike Richards, Tumorexperte im britischen Gesundheitsministerium. Doch selbst die Spitzenreiter im Norden des Kontinents können kaum mit den Überlebensraten in den USA mithalten.

Zu diesen Ergebnissen kamen italienische Epidemiologen im Fachblatt *Lancet Oncology* im Sommer 2007.

Arduino Verdecchia vom Istituto Superiore di Sanità in Rom und Franco Berrino von der Nationalen Krebsstiftung in Mailand hatten für ihre Analyse die Eurocare-Datenbank ausgewertet. Hier werden Krankheitsverläufe aus 83 Krebsregistern in 23 europäischen Ländern zusammengefasst. Da die Datenmengen so groß sind und ein Zeitraum von fünf Jahren nach der Diagnose betrachtet wurde, können die Auswertungen nicht den aktuellen Stand der Krebstherapie wiedergeben – neuere Vergleichsdaten gibt es jedoch nicht. Berrino und sein Team berichten von 2,7 Millionen Europäern, bei denen zwischen 1995 und 1999 Krebs diagnostiziert wurde. Die Gruppe um Verdecchia bezieht sich auf eine kleinere Auswahl von Patienten, bei denen zwischen den Jahren 2000 und 2002 ein Tumor festgestellt worden war. Beide Studien konzentrieren sich auf die acht häufigsten Krebsarten.

Im europäischen Vergleich sind – nach den skandinavischen Ländern – die Chancen in den Staaten Mitteleuropas am größten, die ersten fünf Jahre nach der Diagnose einer Krebserkrankung zu überleben. Im Eurocare-Register zählen dazu Deutschland und Österreich, die Schweiz, Frankreich, Belgien und die Niederlande. An dritter Stelle in der Krebsstatistik kommen die südeuropäischen Länder Italien, Spanien, Slowenien und Malta. An vierter Position folgen die osteuropäischen Staaten Tschechien und Polen. Obwohl sie das Schlusslicht der Statistik bilden, hat in den beiden ehemaligen Ostblocknationen die Wahrscheinlichkeit, einen Tumor zu überleben, zuletzt am stärksten zugenommen.

Auf den ersten Blick überrascht der große Unterschied zwischen Europa und den USA. Betrachtet man alle bösartigen Tumore, überleben 66,3 Prozent der amerikanischen Männer die ersten fünf Jahre nach einer Krebsdiagnose – aber nur 47,3 Prozent der Männer in Europa. Bei den Frauen ist der Unterschied nicht ganz so deutlich: Hier führen die Amerikanerinnen mit 62,9 Prozent gegenüber 55,8 Prozent bei den Europäerinnen.

Die Autoren führen dies in erster Linie auf aggressivere Strategien der Krebsfrüherkennung in den USA zurück: In Amerika haben sich 70 Prozent der Frauen zwischen 50 und 70 in den vergangenen zwei Jahren einer Mammographie unterzogen. Bei einem Drittel der Erwachsenen wurde in den letzten fünf Jahren der Darm gespiegelt. 80 Prozent der Amerikaner jenseits der 65 haben ihr Prostata-spezifisches Antigen bestimmen lassen, das auf Prostatakrebs hinweisen kann. Entsprechend fällt der Vergleich der Fünfjahres-Überlebensraten zwischen den USA und Europa bei Brustkrebs (90,1 zu 79 Prozent), Darmkrebs (65,5 zu 56,2 Prozent) und Prostatakrebs (99,3 zu 77,5 Prozent) jeweils zugunsten Amerikas aus. Im Klartext: Mehr Menschen in den USA überleben die ersten fünf Jahre nach der Diagnose, aber nicht, weil sie besser medizinisch behandelt würden, sondern weil der Krebs früher erkannt wird. Sie sterben im selben Stadium der Krankheit – und waren zum Zeitpunkt ihres Todes länger erkrankt.

Deshalb wäre es trügerisch, aus den Zahlen eine Überlegenheit der US-Medizin abzulesen. »Natürlich gibt es Artefakte in den Vergleichen«, sagt Gerhard Ehninger, Vorsitzender der Deutschen Gesellschaft für Hämatologie und Onkologie (DGHO). »Wenn man einen fortgeschrittenen, unheilbaren Krebs zwei Jahre früher erkennt, überlebt man ihn statistisch gesehen zwar auch zwei Jahre länger. Man stirbt dann aber trotzdem nicht später.«

Ehninger sieht die Gründe zudem in der Position der Haus- und Fachärzte. »Bei Lymphomen und Leukämien sind die Aussichten in Europa ähnlich gut oder besser als in den USA«, sagt der Krebsexperte der Universität Dresden. »Diese Patienten werden in Deutschland sofort von Fachleuten in Zentren behandelt.« Andere Krebskranke würden jedoch zu zögerlich zum Spezialisten überwiesen. »Wenn man Krebs hat, muss es schnell gehen«, sagt Ehninger. »Es kann nicht sein, dass Patienten von Hausärzten und aus Gründen der Kostenersparnis zurückgehalten werden.«

Dass die Unterschiede in der Therapie zwischen Europa und den USA so groß sind, wie man aus der Untersuchung schließen könnte, bezweifelt auch Alexander Katilinic, Sprecher der epidemiologischen Krebsregister in Deutschland (GEKID). »Die Früherkennung kann großen Einfluss auf die Überlebensraten haben: Werden Tumore in günstigeren Stadien entdeckt, verbessert sich natürlich auch das Überleben.« So habe eine Analyse der Brustkrebsfälle in der Region Münster und im Saarland gezeigt, dass sich die Überlebensrate innerhalb derselben Tumorstadien kaum verändere. Da durch Früherkennung frühere Stadien entdeckt wurden, habe sich die Überlebensrate dennoch etwas verbessert.

Zur Verdeutlichung ein kleines Zahlenbeispiel: Wenn 2008 der Krebs nach einem Screening entdeckt wird und nicht erst 2012 durch Zufall auffällig wird, stirbt der Patient im Beispielfall in beiden Szenarien trotzdem 2015. Statistiker und Befürworter der Vorsorge können das als großen Erfolg werten, denn die Überlebenszeit nach der Diagnose beträgt ja mit Vorsorge sieben Jahre, ohne hingegen nur drei Jahre. Allerdings wird zugleich deutlich, dass der Patient keinerlei Nutzen von der frühen Diagnose hat und keinen einzigen Tag länger lebt. Hier überwiegt eindeutig der Schaden, auch wenn etliche Urologen die frühere Diagnose als Triumph der Früherkennung feiern.

Die statistische Augenwischerei geht noch weiter. Im August 2007 wurden im Fachmagazin *Lancet* in mehreren großen Studien die Fünfjahresüberlebensraten für verschiedene Krebsarten europaweit untereinander und mit den USA verglichen. Dabei zeigt sich, dass die Fünfjahresüberlebensrate für Prostatakrebs in den USA bei etwa 99 Prozent lag, in Europa im Mittel hingegen nur bei 78 Prozent. Der nahe liegende Schluss wäre, dass Männer in den USA länger als ihre Geschlechtsgenossen in Europa überleben, wenn sie Prostatakrebs haben. Man könnte auf die Idee kommen, dass die Medizin in den USA besser sei und ein Mann in die Vereinigten Staaten auswandern sollte, wenn er an dem Tumor erkrankt.

Das ist nicht der Fall, wie bereits gezeigt wurde. Wenn in den USA bei einem Mann 2008 ein Prostatakrebs entdeckt wird und der Patient 2015 stirbt, überlebt er sieben Jahre lang und trägt damit zu einer Fünfjahresüberlebensrate von fast 100 Prozent bei. Lebt derselbe Mann in Europa, und erfährt erst zufällig im Jahr 2012 von der Diagnose, stirbt er trotzdem 2015. Statistisch gesehen überlebt er die Diagnose dann nur noch um drei Jahre, was die Fünfjahresüberlebensrate senkt. Der statistische Erfolg erweist sich jedoch als Nachteil im richtigen Leben. Denn der Mann wäre in beiden Fällen am selben Tag gestorben – durch die Früherkennung wusste er nur um Jahre früher von seinem Krebsleiden.

Nun mag man einwenden, dass die frühere Diagnose es auch früher ermöglicht, therapeutisch zu intervenieren. Das stimmt. Im Fall von Prostatakrebs wie von Brustkrebs hat jedoch bisher keine epidemiologische Studie den Nachweis erbringen können, dass durch Screening und die Ausweitung der Früherkennung die Prognose der betroffenen Patienten verbessert werden konnte und sie nicht nur statistisch, sondern auch real länger leben. Das ist es aber, was für die Patienten in erster Linie zählt – und die Zeit, die sie ohne die Last einer Diagnose verbringen können, die ihnen einen fragwürdigen Wissenszuwachs ohne erkennbaren Nutzen verschafft.

Wer klar ja zur Früherkennung sagt, muss manchmal unterkomplexe Entscheidungen treffen und bewusst ausblenden, dass ein leichter Zugewinn in der Lebenserwartung eben auch damit einhergehen kann, dass die Jahre von der ersten Diagnose an mit invasiven Untersuchungen, massiven Sorgen und bangem Hoffen belastet sind.

Wechseljahre – die Frau als Hormonmangelwesen

Männern gilt es als die Zeit, in der Frauen schwierig werden. Für Frauen kann es die Hölle sein. Manche haben Glück und merken nicht, wenn sie ins Klimakterium kommen. Andere leiden fürchterlich: Ein Drittel der Frauen in Deutschland sucht in der Zeit der Wechseljahre den Arzt auf. Stimmungsschwankungen können sich bis zur Depression steigern. Schweißausbrüche sind gelegentlich so heftig, dass sich manche Frauen nicht mehr auf die Straße trauen; sie schwitzen so stark, dass sie ständig die Bluse wechseln müssen. Trockene Schleimhäute können zu Schmerzen beim Geschlechtsverkehr führen. Schlafstörungen, Herzrasen, Haarausfall – viele Beschwerden können in der Menopause auftreten, wie Ärzte die Wechseljahre nennen.

Die Medizin hat die Wechseljahre lange als Zeit des Mangels aufgefasst, in der die Konzentration der weiblichen Geschlechtshormone sinkt, der Monatszyklus endet und die Fruchtbarkeit erlischt. Ärzte gaben (und geben) Frauen weibliche Hormone in Tablettenform oder als Pflaster, um die Beschwerden zu lindern. Der Begriff Hormonersatztherapie drückt aus, dass hier ein vermeintliches Defizit behoben und fehlende Substanzen ersetzt werden sollen.

Frauen wollen aber nicht als Mängelwesen dargestellt werden. Gespräche mit Frauen zeigen immer wieder, dass die Wechseljahre für sie keine Krankheit sind, sondern eine natürliche Phase, die keineswegs immer behandelt werden muss. Starken Auftrieb bekamen Kritiker der unkritischen Hormongabe 2002, als die bis dahin gründlichste Untersuchung hierzu erschreckende Ergebnisse hervorbrachte: Die von den US-Gesundheitsinstituten mitinitiierte WHI-Studie (WHI steht für Women's Health Initiative) musste abgebrochen werden, weil unter den 8000 Frauen, die Hormone bekamen, mehr Brustkrebs, mehr Herzinfarkte, mehr Schlaganfälle und mehr Thrombosen auftraten als bei jenen 8000, die keine Hormone nahmen. Bruno Müller-Oerlinghausen, seinerzeit Vorsitzender der Arzneimittelkommission der deutschen Ärzteschaft, sprach damals von »enormen Risiken« der Hormontherapie und verglich sie sogar mit der Contergan-Affäre.

Für viele Frauenärzte war die WHI-Studie ein Schock; sie wollten das Ergebnis nicht wahrhaben. Gynäkologen hatten Patientinnen Hormone in dem Glauben verschrieben, ihnen Gutes zu tun – quasi als Jungbrunnen auf Rezept. Bis heute ist unbestritten, dass Hormone bei vielen Frauen Beschwerden während der Wechseljahre lindern können. Ein willkommener Nebeneffekt für die Ärzte bestand darin, dass die Frauen regelmäßig für ein Rezept in die Praxis kommen mussten.

Der Berufsverband der Frauenärzte suchte die Nähe von Hormonherstellern: Er ließ sich von der Pharmafirma Schering dabei helfen, eine erste Kritik an der WHI-Studie zu formulieren. Doch das Bundesinstitut für Arzneimittel und Medizinprodukte (BfArM) und die National Institutes of Health der USA empfehlen seit 2002: Wenn Frauen Hormone in den Wechseljahren nehmen, dann »so kurz und so niedrig dosiert wie möglich«.

Seit 2002 verzichten denn auch immer mehr Frauen auf die Einnahme künstlicher Hormone und suchen nach anderen Möglichkeiten. Naturprodukte stehen besonders hoch im Kurs. Doch ob Rotklee, Rhabarber oder Traubensilberkerze – kein Produkt hat bisher die Erwartungen erfüllt. Im Einzelfall mögen sie Beschwerden lindern, doch »einen sicheren Beleg, dass Produkte mit diesen Pflanzenextrakten therapeutisch wirksam sind, gibt es nicht«, schreibt die Stiftung Warentest in ihrem *Handbuch Selbstmedikation*.

Im Sommer 2006 hatte eine große Auswertung der Fachliteratur ergeben, dass pflanzliche Präparate und andere Alternativverfahren »Frauen kaum Erleichterung verschaffen«, so die Autoren. »Eine Zauberkugel gegen die Beschwerden gibt es nicht«, sagt Martina Dören, Professorin für Frauengesundheit in Berlin. Allerdings sei bekannt, dass der Placebo-Effekt enorm sei. So hätten 50 Prozent der Frauen angegeben, dass ihre Hitzeschübe nachließen, nachdem sie Scheinmedikamente bekamen.

Weil nur ein Viertel der Japanerinnen über Wechseljahresbeschwerden klagt, in den USA aber mehr als drei Viertel der Frauen, wurde auch Soja als Therapie gehandelt. Doch auch für diese »pflanzlichen Östrogene« gibt es keinen Wirksamkeitsnachweis. Forscher vermuten daher, dass die Intensität der Wechseljahresbeschwerden stark mit kulturell und gesellschaftlich geprägten Erwartungen an Frauen in diesem Alter zu tun hat. Martina Dören weist darauf hin, »dass es die Gesundheit der Frau offensichtlich vertragen hat«, dass seit 2002 deutlich weniger Hormone verschrieben wurden.

Wahrscheinlich ist das der Gesundheit der Frauen sogar zuträglich. Denn Brustkrebs tritt seitdem deutlich seltener auf. Der kausale Zusammenhang ist zwar noch nicht bewiesen, aber an den Zahlen ist nicht zu rütteln: Im Jahr 2003 sind in den USA 6,7 Prozent weniger Brustkrebsfälle diagnostiziert worden als 2002 – 14 000 Frauen weniger sind an dem Tumor erkrankt. Dieser Rückgang geht zeitlich mit dem Rückschlag für die Hormontherapie einher: Im Juli 2002 war, wie erwähnt, die Studie der Women's Health Initiative (WHI) abgebrochen worden, weil sich zeigte, dass Frauen, die Hormone nahmen, häufiger Brustkrebs, Herzinfarkte und Schlaganfälle bekamen. Infolgedessen haben weltweit Millionen Frauen aufgehört, Hormone zu schlucken – in Ländern wie den USA und Deutschland beendeten ein Drittel bis die Hälfte der Frauen die Einnahme der Präparate. Kaum eine medizinische Untersuchung der vergangenen zehn Jahre hat öffentlich solche Folgen gehabt wie die WHI-Studie, galten Hormone zuvor doch als Allheilmittel, Jungbrunnen und Vorsorgeallroundpaket gegen Beschwerden aller Art.

Peter Ravdin und Donald Berry vom Krebszentrum der Universität Texas in Houston hatten die Zahlen vom Rückgang der Brustkrebsfälle im Dezember 2006 während einer Tagung in San Antonio vorgestellt und damit Aufsehen erregt. Im Frühjahr 2007 erschienen die vollständigen Daten dann im *New England Journal of Medicine*. Ravdin und Berry sagten zwar selbst, dass »Epidemiologie keine Kausalität begründen kann«. Andererseits fällt ihnen nach Analyse der Zahlen und anderer möglicher Einflussfaktoren keine andere Erklärung ein, warum 2003 der stärkste Rückgang der Brustkrebsfälle seit 1945 zu verzeichnen war. »Wir haben in diesem Jahr den größten Rückgang innerhalb eines Jahres gesehen«, sagt Ravdin. »Irgendetwas muss sich in die richtige Richtung bewegt haben. Wahrscheinlich war es der Rückgang der Hormontherapie, auch wenn wir anhand unserer Daten nur indirekt darauf schließen können.«

Deshalb habe das Team auch andere Theorien für den Rückgang untersucht – etwa, dass weniger Tumore aufgefallen seien, weil weniger Frauen sich mammographieren ließen. Auch dass bestimmte Medikamente häufiger verwendet werden und die Krebshäufigkeit gesenkt haben, scheidet nach statistischer Analyse als Ursache aus. »Nur der Rückgang in der Hormontherapie war stark genug, um den Effekt zu erklären«, sagt Berry.

Natürlich ist bis zu einem endgültigen Nachweis des Zusammenhangs Skepsis angebracht. »Es passt einiges zusammen, und es sieht stimmig aus«, sagt Gerd Antes, Leiter des Cochrane-Zentrums in Freiburg, das die Qualität medizinischer Studien bewertet. »Aber methodisch ist die Behauptung weniger Hormone gleich weniger Krebs heikel, da es in der Studie keine Kontrollgruppe gab, die Hormone genommen hat.« Wichtig sei es daher, nachprüfbare Hintergründe anzugeben. »Gerade auf den ersten Blick einleuchtende Plausibilitäten müssen überprüft werden«, sagt Antes.

In England ist Brustkrebs seit 2003 ebenfalls seltener geworden. In Deutschland gibt es kein bundesweites, sondern nur regionale Krebsregister. »Wir sehen auch den Trend zu weniger Brustkrebs«, sagt Alexander Katalinic, Sprecher der Krebsregister in Deutschland (GEKID). »Laut den Krebsregistern Saarland und Schleswig-Holstein, die eine Million und 2,8 Millionen Einwohner abdecken, sind von 2003 auf 2004 die Brustkrebsfälle um 9,2 Prozent in allen Altersklassen zurückgegangen.« In der Gruppe der 50- bis 69-Jährigen liegt der Rückgang sogar bei 13 Prozent. Deutsche Behörden haben erst 2003 angeordnet, die Verschreibungsempfehlungen für Hormone zu verschärfen.

Berry und Ravdin haben zudem festgestellt, dass die Zahl der Brustkrebsfälle besonders bei Frauen zwischen 50 und 69 Jahren gesunken ist – dem typischen Alter für die Hormontherapie – sowie in der Gruppe der Tumore, die durch Hormone schneller wachsen. »Diese Form von Brustkrebs wird von Hormonen genährt«, sagt Berry. »Die Tumore verlangsamen deshalb ihr Wachstum oder stellen es ein, wenn ihnen eine ihrer Nahrungsquellen entzogen wird.«

Die beiden populärsten Hormonpräparate sind 2001 allein in den USA noch 61 Millionen Mal verschrieben worden. 2003 wurden die Mittel nur noch 27 Millionen Mal verordnet, im Jahr 2004 sank die Zahl der Verschreibungen noch weiter auf 21 Millionen – und parallel dazu nahmen die Brustkrebserkrankungen ab. Alexander Katalinic sieht hierzulande einen ähnlichen Trend.

Eine Folgestudie der Untersuchung von 2002, die im Februar 2008 im Fachblatt *Archives of Internal Medicine* veröffentlicht wurde, zeigte zudem, dass die Hormongabe es Ärzten schwerer macht, Brustkrebs zu erkennen. Rowan Chlebowski von der University of California in Los Angeles und andere Ärzte aus den USA werteten Daten derselben 16 000 Frauen aus, die bereits 2002 an der großen Studie der Women's Health Initiative (WHI) teilgenommen hatten. Die Hälfte bekam Hormone, die andere Hälfte Placebos. Nach fünfeinhalb Jahren Behandlungszeit, in der jährlich die Brust untersucht und mammografiert wurde, hatten 199 Frauen in der Hormongruppe Brustkrebs bekommen. In der Gruppe, die ein Scheinmedikament bekam, waren hingegen nur 150 Frauen von dem Tumor betroffen.

Doch nicht nur das Krebsrisiko war erhöht. 35 Prozent der Frauen, die Hormone schluckten, hatten ebenso auffällige wie unklare Mammografien, während es in der Vergleichsgruppe nur 23 Prozent waren. Gewebeproben aus der Brust mussten bei zehn Prozent der Frauen entnommen werden, die Hormone nahmen. In der Placebo-Gruppe mussten nur 6,1 Prozent die Prozedur über sich ergehen lassen. »Obwohl unter Hormonen mehr Krebs auftrat und in einem fortgeschrittenerem Stadium diagnostiziert wurde, deckte die Gewebeprobe seltener Tumore auf«, sagt Chlebowski. »Die Treffsicherheit beider Untersuchungen ließ unter Hormongabe nach.« Frauenärzte wissen, dass Östrogene und Gestagene das Brustgewebe verdichten, wodurch das Risiko für Krebs gesteigert und die Diagnose erschwert wird. Hormone erhöhen also die Wahrscheinlichkeit für unklare Befunde in der Mammografie und bei Gewebeproben.

Der Streit um Hormonpräparate ist bis heute kaum abgeflaut. Denn die WHI-Untersuchung passte nicht ins Weltbild vieler Frauenärzte: Hormone gelten ihnen schließlich nicht nur als wirksames Mittel gegen Hitzewallungen, labile Stimmung und trockene Schleimhäute – der Jungbrunnen schlechthin, der Knochen stabil und Herz und Gefäße elastisch hielt sowie die Lust auf Sex befeuerte. Zudem ist durch regelmäßige Hormongaben auch der regelmäßige Besuch beim Frauenarzt garantiert. Viele Gynäkologen bezweifeln deshalb die Ergebnisse der WHI-Studie. Im Jahr 2005 überschrieb das berufspolitisch aktive Fachblatt *Frauenarzt* einen Artikel mit »Entwarnung bei Hormontherapie in den Wechseljahren« – obwohl das Gesundheitsministerium kurz zuvor das Gegenteil erklärt hatte und die Arzneimittelkommission der deutschen Ärzteschaft sowie das Bundesinstitut für Arzneimittel und Medizinprodukte die Hormongabe nur in Ausnahmen und dann nur so kurz und so niedrig dosiert wie möglich empfehlen.

In einer Entgegnung auf diese Verharmlosung im – medizinisch allerdings weitgehend bedeutungslosen – Standesblatt der Frauenärzte stellte die Arzneimittelkommission der deutschen Ärzteschaft unmissverständlich fest: »Zur Zeit bestehen starke Hinweise, dass die Hormontherapie die Lebenserwartung verkürzt. Eine ›Entwarnung‹ bei der Hormontherapie in den Wechseljahren kann es somit nicht geben, denn dies würde bedeuten, dass eine Hormontherapie bei allen Frauen in den Wechseljahren durchgeführt werden kann. Dies ist nicht der Fall.«

Dennoch wird seitens der Frauenärzte weiterhin hartnäckig jedes Argument für eine Hormongabe ins Feld geführt. Im *Journal of the American Medical Association* zeigten Marcia Stefanick und andere Forscher 2006, dass die Hormonbehandlung mit reinen Östrogen-Präparaten das Risiko für Brustkrebs nicht erhöht. Das klang erfreulich. Die Studie war allerdings im Februar 2004 abgebrochen worden, weil die Östrogene die Gefahr von Schlaganfällen, Herzinfarkten und Thrombosen steigerten. »Die Ergebnisse bestätigen gegenwärtige Empfehlungen, dass Hormone nur in der geringstmöglichen Dosis und für die kürzestmögliche Zeit verwendet werden sollten«, sagt Elizabeth Nabel, Direktorin der WHI. Dennoch halten Frauenärzte seitdem immer wieder Vorträge, in denen sie betonen, dass Hormone doch nicht schädlich seien und sie besser wüssten, was Frauen wirklich brauchen.

Eine weitere Analyse der WHI-Daten in den *Archives of Internal Medicine* bestätigte 2006, dass unter alleiniger Östrogentherapie das Risiko für Thrombosen erhöht ist. Zwar ist die Gefahr nicht so hoch wie bei der kombinierten Hormongabe, aber höher als in der Vergleichsgruppe, die Scheinmedikamente erhielt. In der Studie hatten fast 11 000 Frauen im Alter zwischen 50 und 79 Jahren, die keine Gebärmutter mehr haben, sieben Jahre lang Östrogene oder ein Scheinpräparat bekommen. Das Brustkrebsrisiko verringerte sich zwar: In der Placebogruppe erkrankten jährlich 34 von 10 000 Frauen an Brustkrebs, in der Behandlungsgruppe waren es 28 von 10 000. Allerdings veränderten sich die Brüste der Frauen, die Hormone nahmen. Das Gewebe wurde dichter, so dass häufiger Mammografien notwendig wurden und 50 Prozent mehr unklare Mammografien als in der Placebogruppe auftraten. In der Folge mussten bei Frauen, die Östrogene nahmen, auch häufiger Gewebeproben aus der Brust entnommen werden. Zudem waren Tumore, die während der Östrogentherapie auftraten, weiter fortgeschritten und bildeten öfter Metastasen. »Das ist klinisch relevant«, sagt Marcia Stefanick. »Frauen, die Östrogene nehmen, sollten wissen, dass sie häufiger zur Mammografie müssen und häufiger Gewebeproben erdulden müssen.«

Inwieweit ein unter Hormontherapie entstandener Krebs aggressiver ist und schneller zum Tode führt, ist hingegen noch ungewiss. Eine Analyse der Untergruppen zeigte, dass Frauen mit geringem Risiko unter Östrogenen weniger Brustkrebs bekamen als Frauen in der Placebogruppe. Frauen mit familiärem Risiko litten hingegen häufiger an Brustkrebs als die Vergleichsgruppe, wenn sie Östrogene bekamen. »Die Daten zeigen, dass die Therapie der Frauen noch individueller auf ihr Risikoprofil abgestimmt werden muss«, sagt WHI-Forscher Jacques Rossouw.

Ob Frauen Gestagene und Östrogene bekommen oder nur Östrogene, hängt davon ab, ob sie noch ihre Gebärmutter haben. Östrogene erhöhen das Risiko für Gebärmutterkrebs. Weil Gestagene die Krebsgefahr vermindern, nehmen Frauen mit Gebärmutter Östrogene nur kombiniert mit Gestagenen ein. Wurde die Gebärmutter entfernt, können Östrogene allein gegeben werden. In Deutschland bekommen zwei Drittel der etwa drei Millionen Frauen, die Hormone nehmen, eine Kombinationstherapie, ein Drittel nimmt nur Östrogene.

Nachdem die Hormonstudie 2002 erschienen war, hatten ärztliche Gremien und Behörden weltweit empfohlen, Hormone nach den Wechseljahren nur noch so kurz und niedrig dosiert wie möglich zu verordnen. Viele deutsche Gynäkologen widersprachen diesen Empfehlungen und argumentierten, dass Hormone das Brustkrebsrisiko nicht erhöhten, sondern Tumore lediglich schneller erkennbar werden ließen. Diese zynische Argumentation hat sich durch die neuere Studie aus dem Jahr 2008 als ein weiterer Trugschluss in der Hormondebatte erwiesen.

Impfungen: unverantwortliche Mythen

Impfungen können ein wichtiger Teil der Vorsorge sein. Generell gilt, dass diejenigen Impfungen empfehlenswert sind und empfohlen werden, bei denen sich gezeigt hat, dass die möglichen Risiken und Komplikationen einer Erkrankung weitaus größer sind als diejenigen einer Impfung. Exemplarisch zeigt sich dies am Beispiel der Masern. Unstrittig zu empfehlen sind aber auch etliche andere Impfungen, auf die hier nicht weiter eingegangen werden soll, etwa gegen Tetanus, Polio, Diphtherie und eine Reihe weiterer Erkrankungen. Insgesamt werden in Deutschland derzeit fast zwei Dutzend Impfungen empfohlen, wobei einige auf Risikogruppen beschränkt sind. Wichtig für eine sachliche Diskussion in der Impfdebatte wäre es, endlich mit den zahlreichen Mythen und Falschmeldungen aufzuräumen. Denn unabhängig davon, ob die Schaden-Nutzen-Bilanz eher pro oder contra Vorsorge ausfällt, ist umfassende und vorurteilsfreie Aufklärung das oberste Gebot.

Allein die Mythen rund um die Masern lassen sich in Deutschland aber offenbar genauso schwer ausrotten wie die Krankheit selbst: Manche Eltern und fahrlässige Kinderärzte glauben, es sei besser, die Krankheit »durchzumachen«, als geimpft zu werden. Um in den vermeintlichen Nutzen einer Infektion zu kommen, veranstalten sie »Masernpartys«. Ein anderer Irrglaube besteht darin, dass die Krankheit harmlos sei. Impfungen werden hingegen schreckliche Komplikationen nachgesagt. So hält sich hartnäckig das Gerücht, neben anderen Nebenwirkungen würden geimpfte Kinder Schwangere anstecken und später häufiger an Autismus oder der Darmentzündung Morbus Crohn erkranken. Sinnvolle wird durch falsche Vorsorge verhindert.

Die vermeintlichen Alltagsweisheiten haben gemeinsam, dass sie auf fehlerhaften Untersuchungen beruhen oder sogar frei erfunden sind. »Selbstverständlich möchten Eltern ihre Kinder am Anfang schützen«, sagt Bernd Belohradzky, Infektionsimmunologe am von Haunerschen Kinderspital der Ludwig-Maximilians-Universität München. »Da sind sie wohl besonders empfänglich für schlechte Nachrichten über Impfschäden.« Doch die Impfung ist ungleich harmloser als die Erkrankung. Früher konnte es nach etwa jeder 100 000. Impfung zu einer Hirnentzündung kommen. Seit einigen Jahren wird jedoch ein neuer Impfstoff in Deutschland verwendet. »Theoretisch besteht das äußerst geringe Risiko zwar noch, dass es nach einer Impfung zur Enzephalitis kommt«, sagt Belohradzky. »Aber praktisch ist in Deutschland bisher kein einziger Fall bekannt geworden.«

Als übertriebene Panikmache entpuppte sich auch die Behauptung, die Impfung gegen Masern, Mumps und Röteln könne Autismus oder Morbus Crohn auslösen. 2005 konnte in einer großen Übersichtsarbeit gezeigt werden, dass hier keinerlei Zusammenhang besteht. Die Studie, in der dies 1998 suggeriert wurde, war methodisch unzureichend und beruhte auf der Untersuchung von nur zwölf Kindern.

Dass Masern keine harmlose Kinderkrankheit sind, hat sich leider immer wieder bestätigt. Der Fachbegriff für Masern verrät, wie dramatisch die Krankheit verlaufen kann: Morbilli

heißt so viel wie »kleine Pest«. Ein fünfjähriger Junge aus Biele-
feld, der als Kleinkind Masern hatte, erkrankte 2004 an der gefährlichen Spätkomplikation SSPE (Subakute sklerosierende
Panenzephalitis), einer Entzündung des gesamten Gehirns.
SSPE tritt fünf bis zehn Jahre nach einer Maserninfektion auf.
Sie kommt zwar in Deutschland nur fünf- bis zehnmal im Jahr
vor, aber sie verläuft immer tödlich. Zuerst sind die Kinder
verhaltensauffällig, und ihre Leistungen lassen nach. Dann
werden sie von epileptischen Anfällen und Muskelkrämpfen
geschüttelt, bis sie ins Koma fallen, aus dem sie nicht mehr er-
wachen.

Andere Komplikationen der Masern sind weitaus häufiger.
Bei jeder 500. bis jeder 2000. Infektion tritt schon nach wenigen Wochen eine Enzephalitis auf. Diese Form der Hirnentzündung verläuft zu 30 Prozent tödlich, 20 Prozent der Betroffenen müssen mit bleibenden Schäden rechnen. Noch häufiger
sind Lungenentzündungen und Mittelohrentzündungen, die
auf eine Masernerkrankung folgen können. Die Epidemie in
Nordrhein-Westfalen im Frühjahr 2006 bestätigte die Statistik:
Wöchentlich kamen hier 120 bis 140 neue Fälle hinzu. Trotzdem weigern sich Eltern, ihre Kinder impfen zu lassen. Dabei
wird das Immunsystem durch Impfungen genauso trainiert
wie durch eine Erkrankung. »Dass man die Krankheit durch-
gemacht haben muss, können nur die sagen, die ohne Schaden davongekommen sind«, sagt Reinhard Berner, leitender
Oberarzt der Universitätskinderklinik Freiburg. Masernpartys
findet Detlef Kunze, Vorsitzender des Ärztlichen Kreis- und
Bezirksverbandes München, fast kriminell: »Ärzte, die Eltern
dazu raten, machen Kunstfehler.«

Im Jahr 2002 wurden in der Region um Coburg 1166 Ma-
sernfälle gemeldet. In Nordrhein-Westfalen gab es 2006 noch
mehr Fälle. Durch die fahrlässigen Impflücken werden auch

Säuglinge gefährdet, die im ersten Lebensjahr nicht geschützt werden können, da die Impfung erst ab dem elften Monat wirkt.

Die Liebe zum Igel:
fragwürdige Gesundheits-Checks

Deutschlands Praxisärzte haben ihre Liebe zum Igel entdeckt. Doch nicht der possierliche Winterschläfer ist damit gemeint. Igel steht für »Individuelle Gesundheitsleistungen«. Das Geschäft mit den Zusatzangeboten boomt. Eine Milliarde Euro beträgt Schätzungen zufolge der jährliche Umsatz; 2004 stieg er um 44 Prozent. Eine Umfrage unter 8000 Ärzten ergab 2005, dass bereits jeder zweite Mediziner glaubt, seine Praxis »ohne Igel auf Dauer nicht mehr wirtschaftlich betreiben zu können«. Auf 30 000 bis 50 000 Euro jährlich wird der Igel-Umsatz pro Praxis geschätzt, bis zu 100 000 Euro seien drin.

Den meisten Verfahren im Zeichen des Igels ist gemeinsam, dass ihr Nutzen nicht bewiesen ist. Rechtlich gehen sie »über das Maß einer medizinisch notwendigen ärztlichen Versorgung hinaus«, definiert die Gebührenordnung für Ärzte, Patienten müssen sie also selbst bezahlen. Dabei sind die medizinischen Angebote in vielen Fällen von fragwürdigem Nutzen, überflüssig oder sogar schädlich. Eine Untersuchung vom Wissenschaftlichen Institut der AOK (Wido) und der Verbraucherzentrale NRW aus dem Jahr 2005 hat ergeben, dass am häufigsten Ultraschall, Messungen des Augeninnendrucks, »ergänzende« Tests zur Krebsfrüherkennung, Bluttests, Bestimmungen der Knochendichte und kosmetische Leistungen angeboten wurden.

Die Kassen bezahlen die Zusatzangebote nicht, weil ihr Nutzen meist nicht bewiesen ist und es sich dabei häufig um fragwürdige Vorsorge handelt. Ausnahmen sinnvoller medizinischer Zusatzleistungen gibt es – etwa Impfungen vor Fernreisen. Umstritten sind jedoch, wie gezeigt, Untersuchungen wie der PSA-Test und andere Tumortests. Diese Art der Vorsorge verlängert und verbessert das Leben der Betroffenen nicht, sondern verunsichert. Überflüssig sind auch zahlreiche Ultraschalluntersuchungen des Bauchraums und während der Schwangerschaft, ohne dass Beschwerden vorliegen. Ultraschall in der Schwangerschaft ist längst zum »Baby-Fernsehen« geworden. Seit wenigen Jahren kann der Fötus dreidimensional dargestellt werden. Aus dem verrauschten Bild von einst ist eine erstaunlich plastische Darstellung von Gesichts- und Körperkonturen geworden. Häufig werden damit aber mehr Fragen aufgeworfen als beantwortet. Frauenärzte schaffen sich die Geräte weniger aus diagnostischen Gründen an – Indikationen gibt es kaum –, sondern weil Paare vom neuen Medium beeindruckt sind. Aber trotz der phantastischen Bilder ist die Unsicherheit groß. Der Körper wird ausgeleuchtet, aber viele Befunde bleiben vage. Welche Veränderung ist harmlos, welche gefährlich?

Keinen Vorteil für beschwerdefreie Gesunde bieten auch Ganzkörperuntersuchungen mit Computertomographie (CT) oder Kernspin zur Krebsvorsorge. Die Aufnahmen können kleinere Tumore nicht zeigen. Zudem ziehen sie oft weitere unangenehme Untersuchungen nach sich, die zumeist nur einen harmlosen Befund erbringen. In der Begeisterung über den Bilderrausch, den die moderne Medizin mittlerweile bietet, geht oft die sorgfältige Abwägung von Schaden und Nutzen verloren. Bisher ist nämlich nicht belegt, dass etwa Ganzkörperaufnahmen mit Computertomographie oder Kernspin zur Vorsorge das Leben auch nur um einen Tag verlängern. Die amerikanische Zulassungsbehörde FDA warnt sogar vor dem Check im Ganzkörper-CT. Ohne Beschwerden und konkrete Indikation sei der Schaden größer als der Nutzen.

Trotzdem haben diagnostische Zentren Konjunktur, die Ganzkörper-Screening in der Röhre anbieten. Die amerikanische TV-Moderatorin Oprah Winfrey schwärmte von der Untersuchung, Franz Beckenbauer ließ sich ebenfalls durchleuchten. Auch der ehemalige Boxweltmeister Dariusz Michalczewski hat sich im Universitätsklinikum Essen in die Röhre gelegt. Die Aufnahme seines geschundenen Körpers ist sogar koloriert worden. Ob der Boxer bei seiner Berufsausübung Schaden genommen hat, war dem Bild allerdings nicht zu entnehmen.

Die Gleichung, dass eine frühere Diagnose generell bessere Heilungschancen bedeutet, geht auch in diesem Fall nicht auf. Noch ist unklar, ob der Körper-Scan nicht viele Befunde ohne Bedeutung sichtbar macht und die Menschen verunsichert. Auch ist ungewiss, wie viele krankhafte Veränderungen in der Visualisierung durch CT, Kernspin oder MR übersehen werden, wenn der Körper ohne spezifische Fragestellung durchleuchtet wird.

Vorbilder für die Check-Up-Euphorie sind dabei Prominente wie Franz Beckenbauer oder auch George W. Bush. Regelmäßig haben der deutsche »Kaiser« und der amerikanische Präsident in den vergangenen Jahren mitgeteilt, dass sie bester Gesundheit seien. Jährlich im August lässt sich Bush »durchchecken«. Sein Ruhepuls lag im Alter von 60 Jahren mit 47 noch bei einem Wert, den sonst nur Ausdauersportler erreichen; er sei »hervorragend fit«, meldete das ärztliche Bulletin. Und von Franz Beckenbauer erfuhren wir 2005, dass er die edle Diagnoseklinik München besucht hat. »Nach einem blitzschnellen Hightech-Check hat er es sozusagen offiziell, dass er kerngesund ist«, berichtete seinerzeit die *Bunte,* deren Reporter an der Klinikpforte auf Beckenbauer gewartet hatte.

Kaiser und Präsident machen es vor, Nicht-Prominente machen es nach. Auch wenn es nichts bringt – der Glaube, medizinische Probleme ließen sich beheben, wenn der Körper wie ein Gebrauchtwagen jährlich in die Inspektion zum »Gesundheits-TÜV« gebracht werde, treibt Menschen ohne Beschwerden zum Arzt. Blutuntersuchungen, ein Test auf Herz und Nieren – der Gesundheits-Check beruhigt das schlechte Gewissen wegen eines ungesunden Lebensstils. Dabei wurde schon Ende der 1970er-Jahre Kritik laut. Hauptvorwurf: Mit den Tests werde falsche Sicherheit vermittelt. Wirkliche medizinische Probleme decke die Untersuchung nicht auf, dazu sei sie zu unspezifisch. Die kanadische Ärztevereinigung erklärte 1979 den jährlichen Gesundheitstest ohne Beschwerden für nutzlos. Fachvereinigungen der USA und anderer Länder folgten. Mittlerweile gilt als gesichert: Der Check-up bei augenscheinlich Gesunden ist aus medizinischer Sicht fragwürdig.

Dennoch ist der Glaube daran ungebrochen. Mediziner aus Denver haben 2002 untersucht, was Erwachsene vom jährlichen Gesundheitstest erwarten. Von 1200 Befragten in San Diego, Boston und Denver glaubten 66 Prozent, dass eine jährliche Routineuntersuchung zusätzlich zur allgemeinen Betreuung durch den Hausarzt notwendig sei. 2005 veröffentlichte dieselbe Arbeitsgruppe eine Studie über die Erwartungen von Hausärzten im Fachblatt *Archives of Internal Medicine.* Demnach hielten auch 65 Prozent der Mediziner die jährliche ärztliche Untersuchung für notwendig. Entscheidend für die Akzeptanz bei Patienten ist allerdings, wer die Kosten übernimmt. In den USA sank das Interesse der Befragten am Check-up auf 33 Prozent, wenn sie selbst zahlen sollten.

In Deutschland gibt es die Igel. Sie breiten sich in Wartezimmern aus und bedrohen Gesundheit und Geldbörse der Patienten gleichermaßen, indem sie fragwürdige Testergebnisse liefern, Patienten verunsichern und zu weiteren Untersuchungen antreiben. Individuelle Gesundheitsleistungen werden von immer mehr Ärzten angeboten, die ihren Umsatz steigern wollen. Ende der 90er-Jahre hat das Geschäft mit privaten Zusatzleistungen in der Arztpraxis begonnen. Seitdem wächst es unaufhaltsam.

Das Igel-Verhalten der Ärzte zu untersuchen ist schwierig, denn Igel-Zahlungen sind nirgends einsehbar und erfolgen in 15 Prozent der Fälle ohne Rechnung. 3000 Versicherte wurden vom wissenschaftlichen Institut der AOK zu ihren Erfahrungen mit igelnden Ärzten befragt, dazu fast 900 Fragebögen in Verbraucherzentralen erhoben.

Neben Ultraschall, Messungen des Augeninnendrucks, »ergänzenden« Tests zur Krebsfrüherkennung, Bluttests, Bestimmungen der Knochendichte und kosmetische Leistungen bieten viele Ärzte auch Mineral-, Vitamin- und andere vermeintliche Aufbaulösungen an – manchmal in Verbindung mit einem »Gesundheitszentrum« in der Nachbarschaft, das der Ehe- oder Geschäftspartner betreibt.

Einige Igel-Leistungen können zwar durchaus sinnvoll sein. Die Mehrzahl gilt jedoch als umstritten, überflüssig oder sogar schädlich. Um Igel-Leistungen an die Patienten zu bringen, werden die Ärzte auf ihre neuen Marketingaufgaben vorbereitet. Unter der Überschrift »Igeln ist angesagt«, ermunterte die *Ärzte-Zeitung* Mediziner, offensiv für den lukrativen Zusatzverdienst zu werben: »Patienten warten darauf, etwas von ihrem Arzt empfohlen zu bekommen.« Für dieses Geschäft muss Zeit bleiben, die an anderen Stellen gespart wird: »Zu dem Rentner, den der Arzt wöchentlich besucht, kann er auch mal die Helferin schicken«, heißt es in der Medizinerzeitschrift weiter.

Mittlerweile gibt es Zeitschriften wie *Igel-Plus* und *Igel-aktiv*, Bücher wie *Der große Igel-Check*. Im Internet finden sich unter igelpraxis.de oder igelarzt.de Tipps: »Wenn Sie wissen wollen, ob sich eine beabsichtigte Investition rechnet oder nicht – hier finden Sie die Antwort.« Auf Igel-Kongressen empfehlen Marketingtrainer Ärzten »Wege zum Erfolg außerhalb der Gesetzlichen Krankenversicherung«. Zudem werden dort »Deutschlands beste Igel-Praxen« gekürt. Auf Kongressen berichten Ärzte, dass »konsequentes Igeln« sogar 100 000 Euro einbringen könne. Die Preisgestaltung ist frei. Ein Chirurg erhielt 800 Euro für die Entfernung von Schweißdrüsen. Ein Gynäkologe kassierte 550 Euro für eine Magnetresonanztherapie – eine nutzlose Behandlung. Ein Allgemeinarzt verkaufte dubiose Schlankheitsmittel für 455 Euro, ein anderer nahm für »biologische Aufbaukuren« 250,53 Euro.

Fast jeder vierte Patient in Deutschland – 2004 waren es etwa 16 Millionen, 2006 mehr als 17 Millionen – bekam nach Analyse der Krankenkassen und Verbraucherschützer innerhalb eines Jahres Igel-Leistungen angeboten, meist auf Anregung der Ärzte. Das ärztliche Prinzip des Helfen, Heilen, Lindern wird schnell zum Geschäft mit der Angst: Mediziner tauschen sich bereits im Internet aus, wie sie die Nachfrage der Patienten steigern können, indem sie eine drohende Zwei-Klassen-Medizin andeuten. »Die gesetzlichen Krankenkassen schränken ihr Leistungsspektrum immer mehr ein«, heißt ein Vorschlag, das Gespräch zu beginnen. So verunsichert, entscheiden sich viele Patienten beim Arzt nicht für »Kassenleistung allein«, sondern kreuzen »Kassenleistung und zusätzliche Wunschbehandlung« an. Von Wunsch kann allerdings nur selten die Rede sein. »Nur in Ausnahmen geht die Anforderung von Igel-Leistungen auf den Wunsch der Patienten zurück«, hielt der Deutsche Ärztetag 2005 fest. Und: Besonders erfolgreich beim Igeln seien Gynäkologen, HNO-Ärzte und Orthopäden.

Die damalige Patientenbeauftragte der Bundesregierung, Helga Kühn-Mengel, hat dieses Verhalten einiger Ärzte bereits als »Abzocke« verurteilt. Selbst Ärztepräsident Jörg-Dietrich Hoppe kritisierte, dass neuerdings vielerorts »Kommerz statt Mildtätigkeit« das Arzt-Patienten-Verhältnis bestimme. »Wie soll der Arzt objektiv über Diagnose- und Behandlungsverfahren informieren und beraten, wenn er gleichzeitig verkaufen möchte?«, fragen auch die Autoren der Igel-Analyse. »Der Patient wird zum Kunden, Gesundheit wird zur Ware.« Ein Internist, der seit mehr als 25 Jahren seine Praxis führt, wurde sogar noch deutlicher. Er schäme sich für viele seiner Kollegen, sagte er, denn »die Praxis ist zum Basar verkommen«.

»Man darf die Leute nicht für zu dumm halten«, hält Heinz Jarmatz vom Vorstand des Deutschen Hausärzteverbandes dagegen. »Qualität setzt sich durch. Wenn jemand viel erzählt, das auch noch extra kostet, aber nichts bringt, sind die Patienten schnell weg.« Zudem müssten Patienten lernen, dass man zu vielen ärztlichen Aussagen eine zweite Meinung einholen müsse. Die Sozialmediziner Patrick O'Malley und Philip Greenland aus Washington schlagen vor, jährliche Routineuntersuchungen in der Arztpraxis zumindest anders zu benennen: »Jährlicher Gesundheitsbesuch« anstatt »Check-up«. »Grundloser Arztbesuch auf eigene Kosten« wäre oft vielleicht noch ehrlicher.

Nachweise

Einzelne Abschnitte dieses Buches sind in dieser oder anderer Form in der *Süddeutschen Zeitung* erschienen.

Der Beitrag von Ulrich Bröckling »Der moralische Zwang zur Vorsorge« ist eine überarbeitete Fassung des Beitrags »Prävention« aus dem Buch *Glossar der Gegenwart*, herausgegeben von Ulrich Bröckling, Susanne Krasmann, Thomas Lemke, Frankfurt a. M. 2004.

Bernd Hontschik

Körper, Seele, Mensch

Versuch über die Kunst des Heilens
st 3818. 144 Seiten

Wer über die Medizin im 21. Jahrhundert nachdenkt, hat ein großes Klagen im Ohr: Patienten fühlen sich unverstanden, Ärzte sehen sich von Zwängen umstellt, während Technologie und immer neue alternative Methoden Heilsversprechen machen. Doch wie werden wir wirklich gesünder?
Bernd Hontschik, praktizierender Arzt, nimmt sich die Freiheit, über seine tägliche Arbeit – und über sie hinaus – nachzudenken, und plädiert für ein Umdenken in der Medizin. Warum heilen Wunden entgegen aller Logik nicht zu? Warum wirken Medikamente manchmal und manchmal nicht? Seine Antwort: Der Mensch ist weit mehr als eine »triviale Maschine«, und die Kunst des Heilens besteht darin, ihn auch so zu behandeln: als Einheit von Körper und Seele.

Dr. med. Bernd Hontschik, 1952 geboren in Graz, ist Herausgeber der Reihe medizinHuman. Er war Oberarzt der Chirurgischen Klinik im Städtischen Krankenhaus Frankfurt am Main-Höchst, und arbeitet seit seiner Niederlassung 1991 als Chirurg und Unfallarzt. 1989 erhielt er den Roemer-Preis für Psychosomatische Medizin.

Bernard Lown

Die verlorene Kunst des Heilens

Anleitung zum Umdenken
Aus dem Amerikanischen von Helga Drews
suhrkamp taschenbuch 3574
400 Seiten

Nie zuvor konnte die Medizin so viel Gutes tun wie heute
– und nie zuvor hinterfragten so viele Patienten die schul-
medizinische Therapie ihrer Ärzte. Liegt das daran, daß
vielen Ärzten die Kunst des Heilens abhanden gekommen ist, die sehr viel mehr beinhaltet als diagnostische
Fähigkeiten und technisches Know-how?
Bernard Lown, einer der renommiertesten Ärzte unserer
Zeit und Kardiologe von Weltrang, hält mit diesem Buch
ein Plädoyer für eine Medizin mit menschlichem Gesicht.
Anschaulich und mit viel Humor erzählt er von seinen eigenen Erfahrungen in der Begegnung mit den Patienten,
von Erfolgen und Fehlern, von der Kunst, dem Patienten
zuzuhören, ebenso wie von der Kunst, den Arzt zum
Zuhören zu bringen.

»Das Buch gehört zum Besten, was im Rahmen der aktuellen gesundheitspolitischen Debatte zum Thema Krankheit und Medizin zu lesen ist, ein Klassiker von Geburt.«
Frankfurter Allgemeine Zeitung

Manfred Spitzer

Nervensachen

Geschichten vom Gehirn
Mit zahlreichen Abbildungen
suhrkamp taschenbuch 3697
380 Seiten

Was hat ein Börsencrash mit unserem Gehirn zu tun? Wie lernt ein Kind im Mutterleib? Was geht im Gehirn vor sich, wenn wir Schokolade essen, und was bei moralischen Urteilen? Wer seinem Gehirn einmal gründlich auf den Nerv fühlen will und dabei exzellent unterhalten werden möchte, der ist hier richtig: Manfred Spitzer, gefragter Hirn- und Lernforscher, nimmt kuriose wie faszinierende Phänomene und Fakten aus der Welt der Hirnforschung aufs Korn und gibt damit informative und spannende Einblicke in die Funktion unseres wichtigsten Organs.

Von Manfred Spitzer liegt im suhrkamp taschenbuch außerdem vor: **Nervenkitzel.** Neue Geschichten vom Gehirn. st 3820. 288 Seiten

Manfred Spitzer

Nervenkitzel

Neue Geschichten vom Gehirn
Mit zahlreichen Abbildungen
st 3820. 300 Seiten

Nach dem Erfolgsbuch *Nervensachen* (st 3697) legt der
bekannte Hirnforscher Manfred Spitzer neue Geschichten vom Gehirn vor, die exzellente Unterhaltung mit fas-
zinierenden Fakten über unser wichtigstes Organ verbin-
den. Warum merken sich Achtjährige Pokémon-Karten
leichter als Tierbilder? Wie schwört unser Hirn Rache,
und wie bildet es Vertrauen aus? Und was hat Weihnach-
ten mit der Hirnforschung zu tun?

Manfred Spitzer, geboren 1958, ist Leiter der Universitätsklinik Ulm für Psychiatrie und des Transferzen-
trums für Neurowissenschaften und Lernen. Sein um-
fangreiches Werk – darunter der Bestseller *Lernen* (2002)
– wurde 1992 mit dem Forschungspreis der Deutschen
Gesellschaft für Psychiatrie und Nervenheilkunde und
2002 mit dem Preis der Cogito-Foundation zur Förde-
rung der Zusammenarbeit von Geistes- und Naturwis-
senschaften ausgezeichnet.

Klaus Ratheiser

Dauerfeuer

Das verborgene Drama im Krankenhausalltag
st 3821. 243 Seiten

Wie sind die Zustände in den modernen großstädtischen Krankenhäusern? Wie erleben Ärzte die Arbeit im »Dauerfeuer«, den Zeitdruck, die Notwendigkeit, sich zu rechtfertigen, wenn sie sich länger, als es der Kostenplan erlaubt, um ihre Patienten und deren Angehörige kümmern möchten? Der Intensivmediziner Klaus Ratheiser erzählt in eindrucksvollen Episoden von der Situation, in der sich Ärzte und medizinische Betreuer heute befinden: allein gelassen mit ihrer Verantwortung und bis an den Rand der physischen und psychischen Belastbarkeit getrieben. Ein Buch, das vom alltäglichen Wahnsinn des modernen Krankenhausbetriebs erzählt, ein Buch, das Patienten wie Ärzten zu denken gibt.

»Ratheiser schreibt einfach, klar und authentisch darüber, was passiert – und das so eindrücklich, daß der Leser von Beginn an in den Bann dieser Sprache gezogen und nicht mehr losgelassen wird.« Wiener Zeitung

suhrkamp taschenbücher
Eine Auswahl

Isabel Allende
- Fortunas Tochter. Roman. Übersetzt von Lieselotte Kolanoske.
  st 3236. 483 Seiten– Das Geisterhaus. Übersetzt von Anne-
  liese Botond. st 1676. 500 Seiten
- Paula. Übersetzt von Lieselotte Kolanoske. st 2840. 496 Seiten.
- Porträt in Sepia. Übersetzt von Lieselotte Kolanoske.
  st 3487. 512 Seiten
- Zorro. Roman. Übersetzt von Svenja Becker. st 3861. 443 Seiten

Ingeborg Bachmann. Malina. Roman. st 641. 368 Seiten

Jurek Becker
- Amanda herzlos. Roman. st 2295. 384 Seiten
- Jakob der Lügner. Roman. st 774. 283 Seiten

Louis Begley
- Lügen in Zeiten des Krieges. Roman. Übersetzt von Christa
  Krüger. st 2546. 223 Seiten
- Schmidt. Roman. Übersetzt von Christa Krüger.
  st 3000. 320 Seiten
- Schmidts Bewährung. Roman. Übersetzt von Christa
  Krüger. st 3436. 314 Seiten

Thomas Bernhard
- Alte Meister. Komödie. st 1553. 311 Seiten
- Holzfällen. st 3188. 336 Seiten
- Ein Lesebuch. Herausgegeben von Raimund Fellinger.
  st 3165. 112 Seiten
- Wittgensteins Neffe. st 1465. 164 Seiten

NF 266b/1/2.08

Peter Bichsel
- Cherubin Hammer und Cherubin Hammer. st 3165. 112 Seiten
- Kindergeschichten. st 2642. 84 Seiten

Ketil Bjørnstad
- Villa Europa. Roman. Übersetzt von Ina Kronenberger.
  st 3730. 535 Seiten
- Vindings Spiel. Roman. Übersetzt von Lothar Schneider.
  st 3891. 347 Seiten

Lily Brett
- Einfach so. Roman. Übersetzt von Anne Lösch.
  st 3033. 446 Seiten.
- Chuzpe. Übersetzt von Melanie Walz. st 3922. 334 Seiten

Truman Capote. Die Grasharfe. Roman. Übersetzt von Annemarie Seidel und Friedrich Podszus. st 1796. 208 Seiten.

Paul Celan
- Die Gedichte. Kommentierte Gesamtausgabe in einem
  Band. Herausgegeben und kommentiert von Barbara Wiedemann. st 3665. 1000 Seiten
- Gesammelte Werke in sieben Bänden. st 3202-3208. 3380 Seiten

Lizzie Doron. Warum bist du nicht vor dem Krieg gekommen? Übersetzt von Mirjam Pressler. st 3769. 130 Seiten

Marguerite Duras. Der Liebhaber. Übersetzt von Ilma Rakusa. st 1629. 194 Seiten

Hans Magnus Enzensberger
- Der Fliegende Robert. Gedichte, Szenen, Essays.
  st 1962. 350 Seiten
- Gedichte 1950 – 2005. st 3823. 253 Seiten
- Josefine und ich. Eine Erzählung. st 3924. 147 Seiten

Louise Erdrich
- Der Club der singenden Metzger. Roman. Übersetzt von Renate Orth-Guttmann. st 3750. 503 Seiten
- Die Rübenkönigin. Roman. Übersetzt von Helga Pfetsch. st 3937. 440 Seiten

Laura Esquivel. Bittersüße Schokolade. Roman. Übersetzt von Petra Strien. st 2391. 278 Seiten

Max Frisch
- Homo faber. Ein Bericht. st 354. 203 Seiten
- Mein Name sei Gantenbein. Roman. st 286. 304 Seiten
- Stiller. Roman. st 105. 438 Seiten

Carole L. Glickfeld. Herzweh. Roman. Übersetzt von Charlotte Breuer. st 3541. 448 Seiten

Philippe Grimbert. Ein Geheimnis. Roman. Übersetzt von Holger Fock und Sabine Müller. st 3920. 154 Seiten

Katharina Hacker
- Der Bademeister. Roman. st 3905. 207 Seiten
- Die Habenichtse. Roman. st 3910. 308 Seiten

Peter Handke
- Kali. Eine Vorwintergeschichte. st 3980. 160 Seiten
- Mein Jahr in der Niemandsbucht. st 3084. 632 Seiten

Marie Hermanson
- Der Mann unter der Treppe. Übersetzt von Regine Elsässer. st 3875. 250 Seiten.
- Muschelstrand. Roman. Übersetzt von Regine Elsässer. st 3390. 304 Seiten.
- Das unbeschriebene Blatt. Roman. Übersetzt von Regine Elsässer. st 3626. 236 Seiten

Hermann Hesse
- Das Glasperlenspiel. Versuch einer Lebensbeschreibung des Magister Ludi Josef Knecht samt Knechts hinterlassenen Schriften. st 2572. 616 Seiten
- Der Steppenwolf. Roman. st 175. 288 Seiten
- Siddhartha. Eine indische Dichtung. st 182. 136 Seiten
- Unterm Rad. Materialienband. st 3883. 315 Seiten

Yasushi Inoue. Das Jagdgewehr. Übersetzt von Oskar Benl. st 2909. 98 Seiten

Uwe Johnson
- Mutmassungen über Jakob. Roman. st 3128. 298 Seiten
- Eine Reise nach Klagenfurt. st 235. 109 Seiten

James Joyce. Ulysses. Roman. Übersetzt von Hans Wollschläger. st 2551. 988 Seiten

Franz Kafka
- Amerika. Roman. Mit einem Anhang (Fragmente und Nachworte des Herausgebers Max Brod). st 3893. 310 Seiten
- Das Schloß. Roman. st 3825. 423 Seiten. st 2565. 432 Seiten
- Der Prozeß. Roman. st 2837. 282 Seiten

Daniel Kehlmann. Ich und Kaminski. Roman. st 3653. 174 Seiten.

Andreas Maier. Wäldchestag. Roman. st 3381. 315 Seiten

Magnus Mills
- Die Herren der Zäune. Roman. Übersetzt von Katharina Böhmer. st 3383. 216 Seiten
- Indien kann warten. Roman. Übersetzt von Katharina Böhmer. st 3565. 229 Seiten
- Zum König! Roman. Übersetzt von Katharina Böhmer. st 3865. 187 Seiten

Cees Nooteboom
- Allerseelen. Roman. Übersetzt von Helga van Beuningen. st 3163. 440 Seiten
- Rituale. Roman. Übersetzt von Hans Herrfurth. st 2446. 231 Seiten.

Elsa Osorio. Mein Name ist Luz. Roman. Übersetzt von Christiane Barckhausen-Canale. st 3918. 434 Seiten

Amos Oz. Eine Geschichte von Liebe und Finsternis. Roman Übersetzt von Ruth Achlama. st 3788 und st 3968. 829 Seiten

Marcel Proust. In Swanns Welt. Auf der Suche nach der verlorenen Zeit. Übersetzt von Eva Rechel-Mertens. st 2671. 564 Seiten

Ralf Rothmann
- Junges Licht. Roman. st 3754. 236 Seiten
- Stier. Roman. st 2255. 384 Seiten

Hans-Ulrich Treichel
- Menschenflug. Roman. st 3837. 234 Seiten
- Der Verlorene. Erzählung. st 3061. 175 Seiten

Mario Vargas Llosa
- Das böse Mädchen. Roman. Übersetzt von Elke Wehr. st 3932. 395 Seiten
- Tante Julia und der Kunstschreiber. Roman. Übersetzt von Heidrun Adler. st 1520. 392 Seiten

Martin Walser. Ein fliehendes Pferd. Novelle. st 600. 151 Seiten

Carlos Ruiz Zafón. Der Schatten des Windes. Übersetzt von Peter Schwaar. st 3800. 565 Seiten